파킨슨 씨,
우리 함께 걸어요

파킨슨 씨,
우리 함께 걸어요

김지선 지음

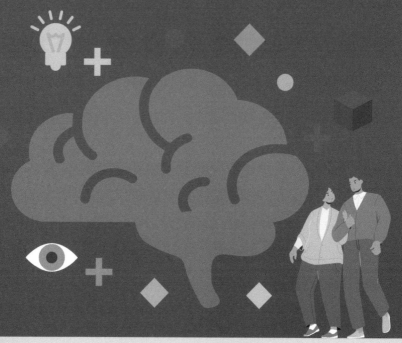

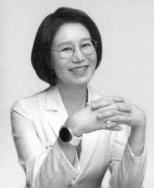

파킨슨병과 운동에 대한
신경과 전문의의 명쾌한 강의

〈헬스조선〉 선정 '파킨슨병 명의'

좋은땅

파킨슨 환자들을 위한
운동 정보에 꼭 필요한 책

전범석
서울대학교병원 신경과 교수, 의학박사
서울대학교병원 파킨슨병 및 이상운동증 전문의
세계 신경과 학회[World Congress of Neurology(WCN)] 2025 Local
Organizing Committee 의장
Parkinsonism and Related Disorders 편집인
前 아시아태평양 신경과학회 회장
前 세계 파킨슨병 및 이상운동증 - 아시아태평양부문 의장

저는 평생을 파킨슨병에 대하여 연구하고, 진료하며 치료하고 있습니다. 진료실에서 환자들과 보호자들을 만나면서 몇 가지 안타까움이 있었습니다. 첫 번째는 입증되지 않는 정보들에 우리 환자들이 곧잘 현혹된다는 점이었습니다.

김지선 원장은 신경과 의사, 파킨슨병을 전공하고 진료하는 의사입니다. 대학에서 많은 환자들과 보호자들을 만나며 진료한 경험과 연구하며 고뇌하는 그 시간들이 이 책에 고스란히 녹아 있습니다. 파킨슨병에 대한 올바른 지식과 정보를 따뜻한 마음으로 전달합니다. 책

에 소개된 사례들을 통하여 파킨슨병을 알아 나감과 동시에 위로를 받을 것입니다.

저는 진료실에서 파킨슨병에서 운동을 늘 강조합니다. 파킨슨병에서 운동은 더할 나위 없이 중요하기 때문입니다. 하지만 어떻게 운동해야 하는지 실질적인 가이드가 부족하여 환자들이 막막하고 어려움이 있었습니다. 이 책은 운동이 왜 중요한지에 대하여 그간의 연구 결과들을 토대로 설명합니다. 더불어 일상생활에서 적용할 수 있는 운동을 현실감 있게 전달해 줍니다. 파킨슨병에 대한 지식을 바탕으로 운동을 바로 해 나갈 수 있도록 책에 잘 쓰여 있어 큰 도움이 될 것으로 생각합니다. 저는 파킨슨병 환자들과 보호자들, 그리고 그들을 치료하는 의료진들에게 이 책을 적극 추천합니다.

교수 출신 원장의 따뜻한 희망과
냉철한 지침의 메시지

김종민
분당서울대병원 신경과 교수, 의학박사
분당서울대병원 파킨슨병 및 이상운동증 전문의
대한파킨슨병 및 이상운동질환학회 이사
대한 의학학회지 부편집인

"파킨슨병으로 확진되었습니다."라는 의사의 청천벽력 같은 선고를 들은 환자는 "내가 뭐를 잘못해서 이 병에 걸렸나, 앞으로 얼마나 살 수 있나?" 하고 절망에 빠집니다. 이번에 2023년 7월에 출판된《파킨슨씨, 우리 함께 걸어요》책은 이렇게 절망에 빠진 환자와 가족이 확진된 그날부터 바로 보고 대책을 세울 수 있는, 정말로 보석같이 반짝이는 영리한 책입니다.

이 책은 일상생활에 바로 쓸 수 있는 팁으로 가득 차 있습니다. 책의 초반에는 파킨슨병이 어떤 병인지, 앞으로 어떻게 되는지를 이야기해 줍니다. 환자가 겪을 일과 이에 따른 치료는 어떻게 진행될지 일목요연하게 묘사되어 있어서 독자는 직관적으로 병을 이해하게 됩니다. 여기서 조금 더 읽어 나가면 이 책의 정수를 보게 됩니다. "운동은 파킨슨병의 진행을 늦춘다." "나에게 맞는 운동 디자인." 장을 보십시오. 환자와 가족이 꼭 해야 할 운동이 무엇인지 차근차근 알려 주는데, 너무도 멋지게 설득해서 오늘부터 따라하지 않을 수 없습니다. 어렵지 않고, 따뜻한 유머로 넘칩니다.

이 멋진 책은 〈브레인업 신경과〉의 김지선 원장님이 쓰셨습니다. 저자는 분당서울대병원, 충북대병원에서 많은 환자를 보살핀 명의, 인의이십니다. 그래서 환자와 가족에게 따뜻한 희망과 냉철한 지침을 동시에 주는 그런 책입니다. 일독을 권합니다.

파킨슨병과 운동

김재문
대한신경과학회 이사장
충남대학교병원 신경과 교수, 의학박사

20여 년 전 수줍고 감성적인 전공의를 만났습니다. 문학적인 감성이 풍부하고 아름다운 것을 좋아하는 소녀와 같은 상큼함을 갖고 있었죠. 젊은 여의사가 어려운 수련을 마치고 오랜 세월의 무게를 이겨내고 대학병원에서 교수로 지내더니 어느덧 이제 중년의 파킨슨병의 전문의가 되었습니다. 지금도 만날 때마다 느껴지는 젊은 시절의 순수함이 항상 마주할 때마다 아름답습니다. 이 책을 보면서 바쁜 중에도 환자를 사랑하고 헌신하는 김지선 선생의 따뜻한 마음이 느껴집니다.

우리나라 환자분들은 대부분의 질병이 좋은 약과 음식으로 치료된다고 믿습니다. 그러나 만성질환은 내 생활의 일부이며 나와 더불어 살아가는 것이라는 것을 이해하셔야 합니다. 따라서 섭생보다도 더욱 중요한 것은 그 질병에 도움이 되는 운동과 절제입니다. 이 책은 파킨슨병을 앓고 계시는 많은 분들에게 매일 내 생활에서 간단한 운동을 통하여 질병을 완화시키는 내용을 담았습니다.

신경계에는 많은 만성질환들이 있습니다. 또한 대부분의 노인들에게 나타나기 때문에 일단 진단을 받으면 당황스럽습니다. 진료실에서 제가 환자분들께 자주 드리는 말씀이 '병에 대하여 공부하세요'라는 말입니다. 공포는 무지를 먹고 자란다고 합니다. 본인이 앓고 있는 질환에 대하여 잘 알지 못하면 두렵고 불행해집니다. 현대의학은 거의 대부분의 만성질환을 완치하지는 못합니다. 다만 '질병을 앓고 있으면서도 어떻게 더 행복하고 더 건강하게 살아갈 수 있을까?'가 중요한 과제입니다. 더구나 노화와 더불어 나타나는 퇴행질환은 맹목적인 불안으로 더 무섭게 느끼게 됩니다.

이 책은 파킨슨병에 관한 알기 쉬운 설명과 더불어 일상생활에서 파킨슨병 환자들이 어떻게 생활하고 운동하여야 하는지 잘 정리되어 있습니다. 파킨슨병은 우리나라에서 10만 명 이상이 앓고 있는 질병입니다. 더구나 전 세계적으로 매년 10% 이상씩 늘어나는 매우 중요한 질병입니다. 이 책을 읽어 보시면 파킨슨병으로 인한 장애를 잘 이겨 내고 더욱 건강한 삶을 살아가실 수 있으리라 믿습니다.

건강하시고 또 행복하세요.

파킨슨병과
정다운 친구가 되어 함께 걷기를

김진규
공주대학교 명예교수, 文博
대전산성교회 원로장로
전 공주대학교 사범대학장
전 공주대학교 교육대학원장

《파킨슨 씨, 우리 함께 걸어요》를 대하면, 조지훈의 〈병(病)에게〉라는 시 구절이 생각납니다.

"잘 가게 이 친구
생각 내키거든 언제든지 찾아 주게나
차를 끓여 마시며 우리 다시 인생을 얘기해 보세"

아무리 무서운 병일지라도 두려움보다 오히려 병을 친구 삼아 함께 살아가는 인생의 달관을 느끼게 합니다.

현대의학으로 아직은 파킨슨이란 무서운 질병일 수도 있습니다. 그러나 우리가 파킨슨과 친구가 되는 마음으로 함께 걷는 생명력과 열정 그리고 사랑이 있다면, 얼마든지 극복할 수 있음을 이 책의 지은이 김지선 원장은 힘주어 말합니다.

지은이는 병원에서 하는 치료만이 전부가 아님을 일러 줍니다. 일상생활에서, 집과 직장에서, 내 삶의 영역이 치료의 공간입니다. 파킨슨병이 무엇인지 먼저 증상과 원인, 진단과 치료 등을 확실히 알아야겠지요. 그리고 바르고 효과적인 운동 치료법을 제시합니다. 이 책은 저자가 파킨슨병과 이상운동증을 전공하며 20여 년간 연구와 치료로 얻은 결실의 기록입니다.

개인적으로 김지선 원장은 저의 딸입니다. 어려서부터 남달리 합리적이고 대범하면서도 남을 돕는 마음이 깊었습니다. 최근에는 저의 주변 사람들이 김지선 원장의 치료로 나았다는 감사의 인사가 저에게는 큰 기쁨과 보람이 아닐 수 없습니다. 하나님의 은혜이고 축복입니다.

파킨슨병도 천연두나 폐결핵처럼 가까운 미래 언젠가에 간단히 치유되는 약이나 치료법이 나타나겠지요? 의료선진국인 우리나라에서도 파킨슨병의 획기적인 치유 방안이 속히 연구되어지기를 기원합니다. 완전 치유 - 그때까지 이 책은 여러분을 파킨슨과 정다운 친구가 되어 함께 걷기를 기대합니다. 영어 단어 중에는 '엔드'라는 발음을 가진 단어는 'end'와 'and'가 있습니다. 우리에게는 '끝'으로 끝나는 것만 아니고, '그리고'도 있다는 사실입니다.

《파킨슨 씨, 우리 함께 걸어요》는 '끝'에서 '그리고'까지 우리를 행복으로 이끌 것입니다.

"파킨슨병이라는 얘기를 들은 후로는 삶이 무너지는 것 같습니다."
파킨슨병은 쉽지 않은 병입니다. 손이 떨리고, 운동 기능도 서서히 떨어집니다. 그런데 우리 환자들에게 가장 힘든 점은 아마도 '파킨슨병 환자'라는 이름표가 아닐까 합니다. 파킨슨병은 병 자체가 주는 심리적 부담이 매우 큽니다. 실제 내가 불편함을 느끼는 것 이상입니다.

저는 신경과 의사입니다. 파킨슨병과 이상운동증을 전공하였고 20여 년간 많은 환자와 보호자를 만났습니다. 진료실에서 다 할 수 없었던 파킨슨병에 대한 이야기를 올바르게 전달해 드리고 싶었습니다.

이 책은 파킨슨병이란 어떤 병인지 정확히 설명해 주려 합니다. 그리고 파킨슨병 치료에 항상 '운동'이 필요하다고 하는데, 정작 어떻게 운동해야 할지 자세한 안내서가 없다는 것이 안타까웠습니다. 오랜 기간 수많은 논문들과 전 세계 데이터를 참고하며 연구하고 환자 스스로 할 수 있는 운동 치료에 대하여 많이 고민하였습니다. 그리고 이 책이 그 열매입니다.

이 책은 네 장으로 나누어져 있습니다.

첫 번째 장에서는 파킨슨병이란 무엇인지 핵심적인 내용을 담았습니다. 파킨슨병의 증상과 원인을 다루었습니다.

두 번째 장은 파킨슨병을 어떻게 진단하고 치료하는지를 설명하였습니다.

세 번째 장은 파킨슨병에서 운동의 중요성입니다. 이를 지금까지의 연구결과를 토대로 분석하고 정리하였습니다.

네 번째 장은 실제적인 운동 방법론입니다. 파킨슨 환자들이 어떻게 운동하면 효과적이고 유익하게 운동을 시작하고 참여할 수 있는지, 그 구체적인 방법을 설명하였습니다. 환자들의 증례와 질문을 보면서 나에게 맞는 운동을 적용해 봅니다.

병원에서 받는 치료와 더불어 일상생활에서의 운동은 중요합니다. 환자분들께 실제적인 적용이 되도록 쉽게 쓰려고 노력했습니다. 동시에 과학적이며 의학적인 근거가 충분한 내용으로 구성하였습니다. 환자뿐 아니라 파킨슨병을 치료하는 의료진, 재활 운동팀, 보호자들께도 파킨슨병을 이해하는 데 도움이 되었으면 합니다.

파킨슨이라는 낯선 병을 진단받아 외로이 홀로 있는 것 같나요? 이 책이 여러분과 함께 하겠습니다.

"파킨슨 씨, 우리 함께 걸어요."

목차

Part 2. 파킨슨병의 진단과 치료

Part 1

파킨슨병 개관

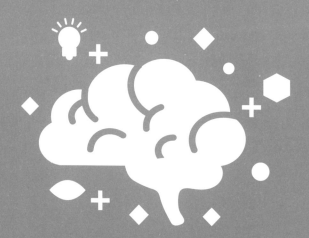

1.

박희순 씨, 파킨슨병을 만나다

"박희순 님, 진료실에서 환자 나오면 다음에 들어가세요."

평생을 '박사님, 박사님' 소리만 들었는데, 여기 병원에서는 나는 늘 '박희순 님'이다. 게다가 뭐 하나 물어보려 해도, 진료실 앞 아가씨는 늘 바쁘다. 예약 용지 들고 쭈뼛거리며 질문할 순간을 기다리자니, '예전 대학원생들이 교수님 앞에서 이렇겠구나.'라는 생각이 든다.

진료실 문이 열리고 할아버지 한 분이 나오신다. 젊은 남자의 부축을 받은 그분은, 두 눈은 멍하고, 헤 벌어져 있는 입에선 침이 맺혀 있다. 절뚝거리는 한 걸음 한 걸음이 힘겨워 보인다.

"박희순 님, 빨리 들어가세요!"

신경과 담당 교수가 앉아 있다. 이번이 두 번째 진료이다. 한 번 보았다고 한결 친근하다. 처음 신경과 담당 교수를 보고는 솔직히 조금 놀랐다. 내 생각 속의 교수라면 나이 지긋한 남자가 그려지니 말이다. 옆집 아기 엄마뻘 되는 젊은 여자.

"어이구, 교수님이 참 젊으시네요."
"하하하, 젊게 봐주시니 감사하죠. 저도 벌써 신경과 의사 15년 차가 되었네요."

괜히 내뱉었다 싶어 후회되던 찰나, 다행히 유쾌하게 받아 주었다. 그리고 조금 안심이 된다. 내가 얼마나 늙어 버렸는지 세월이 참으로 빠르다.

'내 몸이 좀 이상하구나'라고 느낀 것은, 정확히 1년 전이다. 친구들 부부와 베트남으로 여행을 갔었다. 다들 어려운 시절에 유학을 다녀오고, 한국으로 돌아와 연구 단지에서 만난 친구들이다. 연구소 일로 힘들 때 위로가 되고, 자녀들 키우며 함께 웃고 울었던 친구들. 어느새 하나둘 정년으로 퇴직했다. 모임의 막내까지 퇴직하고, 우리는 드디어 인생의 황금기를 맞았다며 자축 여행을 계획했었다. 나는 몸이 전 같지 않다 싶었지만, 미국, 유럽 출장도 쪽잠 자며 다녔었는데, 그깟 동남아 별거냐 싶었다.

인천공항에 도착하여 대한항공 티켓 창구로 가는 길.

와자지껄 신나서 빠른 걸음으로 다들 걸어가는데, 나는 그 속도를 따라갈 수 없었다. 한쪽엔 골프 백과 한쪽엔 여행용 가방. 오른쪽 다리가 영 어줍다. 성큼성큼 걸어가는 후배가 '어이구, 우리 형님 가방에 금송아지 들고 오셨나?' 무거워 보인다며 후딱 내 가방을 낚아채서 가져간다. 왼발을 못 따라가던 오른발. 여행 내내 나는 온갖 신경이 쓰였다.

오랜만에 치는 골프는 도저히 친구들 무리의 속도를 따라갈 수 없어서 피곤하다며 중간에 그만두었다. 혼자 호텔로 돌아오는 길, 카트에 앉아 등을 기대고 무심코 내려다본 내 오른손. 손이 떨리고 있었다.

인터넷 검색을 하면 할수록 내 증상은 파킨슨병이었다. '일시적인 증상일 거야' 생각하며 운동도 열심히 하고, 좋은 음식도 찾아 먹었다. 사실은 '진짜 파킨슨병이면 어쩌나' 하고 병원에 가는 것이 두려웠다. 오랜만에 서울에서 내려온 딸아이 때문에 결국은 병원에 가게 되었지만 말이다. 딸아이는 소스라치게 놀랐다.

"아빠, 손 떨리는 거 알아?"

스마트폰을 마구 뒤적이고 친구들에게 여기저기 전화를 해대더니,

어디 병원에 가야 한다느니, '어쩌지' 혼자 울먹이며 야단법석을 피웠다.

"그냥, 내가 알아서 하마."

그리고 가까운 대학병원 신경과에 예약했다. 진료를 앞두고, '파킨슨 증상이 있지만, 파킨슨병이 아닌' 사례들을 수도 없이 검색해 보았다. 혹시나, 나도, 파킨슨병까지는 아니고 싶다. 교회에 빠져 산다고 아내에게 핀잔을 주던 나였는데, 교회 가서 기도 좀 더 열심히 할걸 그랬나 싶다. 하지만 첫 진료는 예상대로였다.

"파킨슨병이 의심되네요. 몇 가지 검사를 하겠습니다. 특히 도파민펫(PET)이라는 검사는 우리 뇌의 도파민 활성 정도를 보여 줄 거예요. 검사 후 다시 뵙겠습니다."

오늘은 두 번째 진료, 검사 결과를 확인하고 앞으로 계획을 듣게 될 것이다. 마지막까지 검사 결과가 파킨슨병이 아닌 것으로 나오기를 바랐다. 젊은 여교수가 오진했기를. 하지만 과학은 그렇지 않았다. 증상이 있었고, 증상에 대한 합리적인 의심이 있었고, 그리고 그것을 도파민 PET 검사로 보여 주었다. 한쪽 기저핵에 현저히 떨어져 있는 도파민 활성 영상을 내 눈으로 보는 순간까지도 사실이 아니었으면 좋겠다고 생각했다.

"영상이 바뀐 것 아닐까?"

"내 이름 다시 확인하라고 할까?"

의사는 열심히 설명한다. 앞으로 약은 어떻게 먹을 것이고, 무슨 부작용이 예상되며, 그 부작용 있으면 이리해라, 저리해라. 집중하여 들었지만, 모든 소리는 허공으로 날아가는 것 같았다. 의사는 말한다.

"다른 질문 있으실까요?"

"아, 아니요. 없습니다. 수고하셨습니다."

마음속에 수천 가지의 질문들이 있었는데, 막상 내 입은 엉뚱하게 말한다. 진료실을 나온다. 나의 걸음걸이를 진료 대기 중인 사람들이 빤히 쳐다보고 있는 것 같았다.

"하아, 그래, 그럼, 난 이제 '파킨슨병 환자'라는 거지?"

"도대체 파킨슨병이 뭐야?"

"난 이제 온몸이 마비되어 죽는 건가?"

"유서를 써놔야 하나?"

"이제 막 살 만해졌는데?"

"못 걷겠지?"

"치매도 걸리나?"

"왜? 왜, 내가 파킨슨병에 걸린 것일까?"

"난 어떻게 살아야 하나?"

진료실을 나오자마자, 많은 생각이 화산이 폭발하듯 쏟아져 나온다. 이내 눈물이 주체할 수 없이 쏟아져 내린다. 공식적으로 파킨슨 환자가 된 첫날이었다.

2.

파킨슨 씨, 당신은 누구십니까?

파킨슨병이란?

제임스 파킨슨은 1755년 4월 11일 영국 런던에서 태어났다. 당시
세계는 산업혁명, 전쟁 등으로 참 혼란했었다. 아버지처럼 외과 의사
가 된 제임스 파킨슨은 의학 외에도 정치 그리고 지질학에 조예가 깊
었다고 한다.

"떨림을 동반한 마비에 대한 고찰(An Essay on the Shaking Palsy)"

제임스 파킨슨이 1817년에 발표한 에세이이다. 우리말로 번역하면
"떨림을 동반한 마비에 대한 고찰"이다. 뛰어난 관찰력을 가진 파킨슨
은 독특한 증상이 있는 환자들을 진찰한다. 이들은 공통점이 있었다.
한쪽부터 팔이 떨리고 움직임이 매우 느려진다. 어깨는 굽었고 걸을
때 앞으로 넘어지듯 걸었다. 일반적인 마비 환자들과는 달랐다. 특징
적인 환자들을 면밀히 관찰하다 보니, 길에서도 비슷한 사람들을 만

나게 된다. 그들도 팔을 떨면서 마비가 있는 듯하였고 걸음걸이에 장
애가 있었다.

파킨슨은 총 6개의 증례를 정리해서 발표하였다. 당시에는 그것이
무슨 병인지, 이름조차 모르는 정말 미지의 세계였다. 의학과 과학이
더욱 발전하게 되면서 파킨슨의 글이 재조명을 받게 되었다. 파킨슨
이 진찰하며 지켜보던 환자들은 하나의 질병군으로 동일한 병리학적
이상이 있는 퇴행성 뇌질환이었다. 그래서 이 병을 처음 기술한 의사
이름을 따서 '파킨슨병'이라고 부르게 되었다.

파킨슨병은 퇴행성 뇌질환이다.

퇴행성이란 서서히 사그라들며 죽어 간다는 의미다. 그리고 뇌질환
은, 뇌에 생기는 병이라는 것이다. 우리 뇌는 뇌신경 덩어리이다. 아
주 작은 신경 세포들이 촘촘하게 얽히고설켜 연결되어 있다. 이 신경
세포들은 서로 신경전달물질을 통해 정보를 주고받는다.

그 신경전달물질 중에는 '도파민'이 있다. 파킨슨병은, 도파민과 연
관된 신경 세포들이 서서히 사그라들며 죽어 가는 병이다. 그래서 파
킨슨 환자의 뇌에서는 도파민이 떨어져 있다. 쉽게 말하면, 뇌에 있는
도파민 생성 공장이 하나둘 문을 닫게 되는 것이다. 도파민이 떨어지
면 우리 몸에 어떤 일이 발생할까?

파킨슨병은 도파민이 부족해서 생기는 뇌질환이다.

손에 줄을 매달아 인형을 움직이는 손인형극이 생각난다. 언젠가 여행을 가서, 피노키오 손줄 인형이 참 예뻐서 사 온 적이 있다. 하아, 인형을 팔던 노점상 아저씨는 인형 줄을 손에 끼우고 이리저리 돌리니 인형이 잘도 춤추던데, 막상 사 와서 내 손에 끼워서 해 보니 이건 영락없이 허수아비 춤 같았다. 왜냐하면, 내 손이 어설퍼 인형을 자연스레 움직이도록 못 하기 때문이다. 도파민은 흡사 손 인형의 움직임을 부드럽고 자연스럽게 해 주는 역할과 같다. 도파민 신경 세포들은 서로 연결고리를 이루며, 우리가 멋지게 움직일 수 있도록 해 준다. 도파민이 부족하여 신경 세포들의 연결고리가 잘 작동하지 않으면, 동작이 뻣뻣해지고, 느려지고 어둔해진다. 손이 떨리기도 하고 걸음걸이의 변화가 생기게 된다.

파킨슨병은 도파민과 밀접히 연결된 병이다.

파킨슨병을 진단할 때 '양전자방출단층촬영(Positron Emission Tomography, PET)'을 이용한다. 검사에는 도파민 특이적인 물질을 사용하여 뇌에서 도파민의 활성이 어느 정도인지 알 수 있다. 파킨슨병 환자의 뇌는 한쪽 혹은 양쪽의 기저핵이라는 부분에서 도파민의 활성이 떨어져 있다. 파킨슨병의 치료약은 도파민 계열의 약이다. 복용하게 되면, 우리의 뇌에서 도파민으로 작용하거나, 도파민처럼 작용을 도와주는 약이다.

　의사 파킨슨 씨는 자기가 쓴 책이 후대에 이렇게나 중요하게 되었다는 것을 조금이라도 예상했을까? 제임스 파킨슨의 생일인 4월 11일은 '세계 파킨슨병의 날'이다. 파킨슨병 환자와 가족들을 위로하며 응원하는 날이다. 그리고 1817년, 책을 쓴 지 200년이 되었을 때, 세계 파킨슨병 의사들, 환자들, 과학자들은 성대한 기념 학회들을 열었었다. 파킨슨의 열정적인 시선과 기록은 참 소중한 역사의 한 자락이 된 것이다.

3.

왜 내가 파킨슨병에 걸린 것일까?
파킨슨병의 원인

지난 주제에서 보았듯이, 파킨슨병은 신경퇴행성 질환이다. 뇌에 있는 신경이 점차적으로 퇴행, 소실되면서 나타나는 병이다. 우리 뇌 안, 중뇌의 흑색질이라 불리는 부위의 신경 세포 중 도파민 세포가 점점 줄어든다. 중뇌의 흑색질은 이름처럼 흑색이다. 실제로 파킨슨병 환자의 뇌에서는 흑색질이 탈색되어 있고 현미경으로 관찰하면 이곳의 신경 세포들이 변성되고 줄어들어 있다. 도파민을 분비하고 받아들이는 세포가 부족하면서 우리 몸에서는 도파민 부족 현상이 나타난다. 그것이 파킨슨병의 증상이다. 왜 흑색질의 신경 세포가 죽어 가는 것일까? 원인에 관한 연구는 활발히 진행되고 있지만 아직까지 명확하게 답변을 할 수는 없는 질문이다.

파킨슨병은 유전되나요?

파킨슨병은 유전이 될까? 환자, 보호자들이 특히 많이 궁금해한다. 파킨슨병은 일부의 환자들에서는 유전성으로 발병한다. 하지만 대부분 경우에는 유전과는 관계없이 나타난다. 파킨슨병의 원인이 유전적인 것인지, 아니면 환경에 따른 것인지를 알아볼 때, '쌍둥이 연구'가 좋은 연구 방법이다. 외국에서 쌍둥이들을 대상으로 한 역학 연구가 있었다. 질병의 유전적 요소가 크다면 비슷한 유전자를 지닌 쌍둥이들은 같은 병에 걸릴 확률도 클 것이다. 파킨슨병에서는 이러한 가족성 영향이 매우 적었다.

따라서 파킨슨병은 대부분 유전적인 것과는 무관하게 나타난다. 다만, 40세 미만의 젊은 나이에 발병하는 약년성(Juvenile) 파킨슨병의 경우에는 유전적인 요소가 좀 더 관련되어 있다. 또한 아주 드물게, 가족 내에서 특정 유전자 이상에 가족형 파킨슨병 환자도 있다.

파킨슨병은 전체 환자의 5~10%만 유전적으로 발생한다. 유전적인 영향이 크지 않다면, 어떠한 환경적 요인들이 파킨슨병의 원인이 될까? 담배를 많이 피운 사람에게서는 폐암 확률이 높듯이, 특발성 파킨슨병도 이러한 위험 인자가 있을까? 파킨슨병의 환경적 요인으로 MPTP(1-methyl-4-phenyl-1,2,3,6-tetrahydropyridine) 일부의 살충제, 중금속, 일산화탄소, 유기용매, 두부 손상 등이 파킨슨병을 일으킬 수 있다. 그 밖에 스트레스, 흡연, 음주, 운동 부족 등의 일상생활과 연관된 요소에서는 파킨슨병의 원인이 된다는 증거는 뚜렷하지 않다.

    파킨슨병을 일으키는 원인에 관한 연구는 국내외에서 계속 발표되고 있다. 유전자 이상과 관련된 연구와 발병 후 진행되는 과정은 여전히 중요한 연구 주제이다. 아직은 어두운 숲길을 걷는 듯하지만 인류의 발자국은 점차로 파킨슨병의 실체에 조금씩 조금씩 다가갈 것이다. 가까운 미래에 파킨슨병의 근본적인 치료와 예방이 가능해지리라 생각한다.

4.

파킨슨병의 운동증상 : 떨림

파킨슨과 연관된 증상은 수십 가지나 된다. 그것은 파킨슨증이라고 하는 특징적인 증상들의 조합인데, 몇 가지 특징적인 증상이 나타난다. 안정 시 떨림, 경직, 느려짐, 자세 반응 소실, 굽어진 자세와 걸음 이상 등이다.

박희순 씨의 떨림 이야기

평생을 무신론자로 살아왔는데, 큰 병에 걸리고 보니 종교 생각이 절로 난다. 아내의 성화에 못 이기는 척 아내를 따라 교회를 나섰다. 교회에 들어서니, 목사 조수처럼 보이는 분이 한걸음에 달려온다.
"어이구 박희순 박사님 나오셨습니까? 건강은 좀 어떠십니까? 잘 오셨습니다."
내, 이런 호들갑이 싫어서 교회 가기가 싫었다.

나는 살며시 웃고, 빠르게 그 자리를 피한다. 예배당 한 편 구석의 긴 의자에 앉았다. 손뼉을 치며 신나게 노래하기도 하고, 앉았다 일어섰다를 몇 번 시키더니 조용한 음악이 시작된다. 이제야 좀 안정이 되는 것 같았다. 예배가 시작되었다. 그리고 이내, 내 오른손이 달달달 떨리기 시작하였다. 행여 누가 볼세라 성급히 왼손으로 오른손을 꽉 잡아 본다. 오른손은 늘 이렇게 편안히 앉아 있을 때, 떨리기 시작한다. 그러면, 오른손으로 잼잼 하기도 하고, 손목을 꺾기도 하면서 떨리는 손을 잡아 본다. 긴장이 돼서 그런지 오늘따라 더 떨린다. 옆에 앉은 아내도 내 떨리는 손을 보더니, 손을 잡아 준다. 아내의 눈물이 내 손위로 떨어진다. 주책스럽게도, 사람들 다 보겠어. 자리가 영 불편하다. 나는 기도가 시작되자마자 아내 손에서 손을 빼었다. 아내가 눈을 동그랗게 뜨고 바라본다.

"머리가 좀 아파서, 나갈게!"

나는 조용히 일어선다. 예배당을 천천히 빠져나왔다. 걸을 때 오른손은 떨리며, 오른 다리가 끌리었다. 교회 안에는 모두 두 눈을 감고 그들의 신에게 기도하는 동안에 한쪽 팔을 덜덜 떨며 다리를 질질 끌듯 절뚝절뚝 걸으며 빠져나왔다. 스무 걸음이 채 안 되는 그곳이 얼마나 길게 느껴지던지.
'신이 이 장면을 보고 있을까?' '당신 안 믿어서, 나를 이 모양으로 만

든 것이오?'

같은 교실에서 모범생들은 모두 자리에 앉아 있는데, 나 혼자 교실에서 쫓겨나는 버림받은 느낌이 들었다.

떨림은 파킨슨병의 특징적인 증상이다.

1817년 제임스 파킨슨의 에세이 제목도 '떨림마비'라고 지었을 정도로, 파킨슨병 하면, 떨림을 연상하게 된다. 파킨슨병은 특히 편안한 상태에서 힘을 빼고 있을 때 떨린다. 그래서 '안정 떨림'이라고 한다. 가만히 있을 때는 떨리다가도, 막상 움직이면 떨림이 덜해진다. 파킨슨병의 떨림은 초기에는 한쪽만 떨리는 경우가 많다. 그리고 병이 진행하면서 양쪽이 모두 떨리게 된다. 떨림은 팔, 다리, 턱에 나타날 수 있다. 가장 흔하게는 손이 많이 떨린다. 손떨림은 떨리는 모양이 독특한데, 엄지와 검지가 지폐를 세듯이, 혹은 엄지와 검지에 알약을 놓고 돌리는 듯한 모양처럼 보이기도 한다.

파킨슨병에서는 다리도 떨릴 수 있다. 특히 가만히 앉아 있을 때 다리가 떨린다면, 이는 다른 종류의 떨림보다도 파킨슨병을 우선적으로 생각해야 한다. 얼굴에서는 턱이나 혀가 떨릴 수 있다.

내가 떨리는 것이 안정 시에 떨림인지 잘 모르겠다면, 걸을 때 떨리는지 확인한다. 우리는 자연스럽게 팔을 앞뒤로 흔들며 걷는다. 이 움직임은 의식적으로 하는 것이 아니라, 그냥 저절로 나온다. 우리가 걸을 때는 특별한 일이 아니라면, 대부분 팔에 힘을 주지 않고 축 늘어 뜨린 상태에서 걷는다. 그런데 걸을 때 한쪽 손에 떨림이 관찰된다면, 이것이 바로 안정 떨림이다.

떨림이 있다고 모두 파킨슨병이라고 볼 수는 없다. 떨림이 나타나는 상황과 질병은 아주 많다. 그중의 한 가지가 파킨슨병인 것이다. 또한 파킨슨병이라고 반드시 떨리는 것도 아니다. 파킨슨병이지만, 떨리지 않는 사람들도 아주 많다.

파킨슨병 떨림 특징

- 가만히 안정된 상태에서 떨린다 : 안정 떨림
- 팔, 다리, 턱에 나타날 수 있다.
- 다리 떨림이 있을 때는 반드시 파킨슨병을 감별한다.

5.

파킨슨병의 운동증상 : 느려짐

도화민 씨의 느려짐 이야기

올해 75세가 된 도화민이라고 합니다. 저는 58세가 되던 해에 파킨슨병을 진단받았어요. 파킨슨병이라는 것을 알기까지 병원에 다니며 고생을 좀 했어요. 처음 내 몸에 이상을 느낀 것은 오른손에 힘이 빠지는 것 같은 느낌이었어요. 옷을 입고 단추를 끼우는데 영 손가락이 야무지지 못해요. 애들한테 전화하려고 핸드폰 숫자를 누르는 것도 웬일인지 잘 눌러지지가 않아요. 그래서 어느 순간 왼손이 더 편하더이다. 오른쪽 어깨에 둔한 통증도 있는 것 같고요. 뒷목은 늘 아팠기에 먼저 정형외과를 갔죠. 목 디스크가 있는지 알아보려고요.

정형외과에서 경추 MRI를 찍었는데 디스크가 있다고 나왔어요. 그래서 디스크 시술을 했습니다. 시술하고 나서 확 좋아질 줄 알았건만, 손 움직임은 나아지지 않았죠. 이젠 글씨체도 예전과 달라지고 글씨가 자꾸만 작아지더군요. 걸을 때 오른쪽 다리도 끌리는 것처럼 느껴졌어요. 아, 이거 중풍인가? 아차 싶더라고요. 그래서 바로 건강 검진 영상의학과에 뇌 MRI를 찍어 보았어요.

뇌 MRI는 정상이었습니다. 뇌경색이나 뇌출혈 의심 소견은 없다고 하더이다. 일단 안심은 되었는데 오른손과 다리는 점점 더 마비되는 것 같았어요. 한의원도 가고, 물리 치료 잘한다고 소문난 선생들 찾아다니며 오른쪽 근육을 풀어주려고 엄청 애를 썼습니다. 일시적일 뿐이었죠. 좋아하는 바느질도 못하게 되고, 뜨개질을 할 때도 오른손이 영 속도가 느려서 균형이 안 맞아요. 그즈음 스트레스도 많고 불면증이 생기면서 어지럼증이 심해졌어요. 그래서 근처 신경과에 갔어요. 그리고 그 신경과 선생님에게서 처음으로 '파킨슨병'이 의심된다고 들었어요.

느려짐은 파킨슨병의 핵심 증상이다

행동이 느려지는 것은 파킨슨병의 가장 핵심적인 증상이다. 전반적인 몸의 움직임이 느려지기도 하고, 세밀하게 움직이는 동작이 어줍게 느껴지기도 한다. 진료실에서 손바닥을 엎었다 잦혔다 빠르게 시켜 본다. 이런 동작들이 원활히 되지 않고 버벅거리며 느려지는 것이 바로 파킨슨병에서 나타난다.

느려짐을 운동 완만(bradykinesia)이라고 한다. 움직임을 시작할 때까지 더디고, 시작한 움직임은 속도가 느려지는 것이요, 동작의 크기도 작아지는 특징이 있다.

얼굴의 표정 근육이 굳어지면서 얼굴의 표정이 사라진다. 목소리는 작아지고 단조로워진다. 침을 삼키는 것도 잘 안되어서, 침이 흐르기도 한다. 걸을 때 한쪽 팔은 힘차게 흔들리는데, 병이 있는 쪽의 팔은 흔들리는 폭이 작다.

예전에는 아주 명필가였는데, 파킨슨병이 생긴 이후로는 필체가 바뀌기도 한다. 글을 길게 쓸수록 글씨가 점점 작아지면서 알아보기 힘들어진다. 삼킴 곤란이 생기고 보행도 느려지는 것이 이 운동 완만 증상들이다.

파킨슨의 느려짐은, 초기에는 대부분 한쪽부터 나타난다. 뚜렷한 통증 없이 느려져서 중풍인가 싶어, 뇌 사진도 찍어 보기도 하고, 다리가 말을 잘 안 들으니, 디스크인가 허리 사진도 찍기도 한다. 많은 환자들이 초기의 미세한 느려짐만 있을 때 여러 과를 돌며 진단에 어려움을 겪기도 한다.

환자들이 흔히 하는 말은 컴퓨터 자판으로 글자를 입력하는데 손가락이 둔해져서 자꾸 오타가 난다고 한다. 또한 핸드폰에 문자를 입력하는 것이 전보다 더뎌지고, 단추를 끼우는 것, 바느질같이 미세한 손동작을 할 때 어둔해진다.

미세한 운동뿐 아니라, 빠르고 큰 움직임에도 변화가 나타난다. 빠르게 걸을 때, 한쪽 다리가 느려지면서 다른 쪽을 못 따라가는 것처럼 느껴진다. 그래서 옆에서 보면, 절뚝이며 걷는 모양새와 비슷하다. 운동 중에 뛰려 할 때도, 한쪽이 유난히 무겁게 느껴진다.

에버트 박사와 동료들의 연구에 따르면 파킨슨 환자에서는 한 행동을 시켰을 때, 반응하는 시간과 움직이는 시간 모두가 느려져 있었다. 이러한 운동 완만의 병리생태는 정확히는 모른다. 아마도 뇌의 기저핵에서 나간 신경 전달 신호들이 뇌피질 활성화에 실패하여 나타나는 것이 아닐까 한다.

뇌에서 도파민 기능이 더 많이 떨어져 갈수록 느려짐도 더욱 심해진다. 뇌영상 촬영 중 하나인 도파민 PET은 우리 뇌에서 도파민 활성을 보는 검사이다. PET 영상에서 도파민이 흡수가 적어질수록 느려지는 증상이 더욱 심화되어 나타난다. 그래서 뇌에서의 도파민 활성화 정도로 진행 정도를 유추해 볼 수 있게 된다.

- 표정이 없어지고 눈 깜박임이 느려진다.
- 핸드폰이나 컴퓨터 자판을 입력하는 것이 더뎌진다.
- 단추를 끼울 때 한쪽 손이 어줍다.
- 바느질, 뜨개질 같은 미세한 손동작이 어렵다.
- 걸을 때 한쪽 다리가 끌리는 듯하다.
- 글을 쓸 때 글씨가 점점 작아진다.

영화 〈사랑의 기적〉

〈사랑의 기적〉은 1990년에 개봉하여 많은 사람들에게 큰 감동을 준 영화이다. 이 영화의 주인공인 세이어 박사는 파킨슨병 환자들을 보호하는 베이브릿지 병원에 온다. 세이어 박사는 환자를 치료의 대상이 아닌, 소통의 인간으로 보려는 휴머니스트 의사이다. 온몸이 굳어져 모두가 포기해 버린 환자들을 성심껏 치료하는 내용으로 전개된다.

영화 한 장면으로 온몸이 굳어져서 도통 미동이 없는 한 환자가 있었다. 그런데 세이어 박사가 그 환자에게 공을 딘져 주자 갑자기 손을 들어 착~ 하고 공을 받아내는 신기한 장면이 있다. 그리고 이내 그 전의 상태로 동결되었다.

세이어 박사는 '온몸이 굳은 환자들이 움직일 수 있겠구나'라는 희망을 가지고 약물을 투여한다. 파킨슨 약인 레보도파를 쓰면서 환자들은 말을 하고 움직이기 시작하게 된다. 실로 기적과 같은 일이었다. 다시 깨어난 환자 레너드는 사랑도 하게 되며 행복한 시간을 보내지만, 이내 약에 대한 부작용을 일으켜 전보다 더 악화된다. 다른 환자들도 예전의 식물인간 상태로 되돌아간다. 행복의 시간은 짧았지만 환자들에게는 더없이 큰 행복의 기억을 선물한 너무도 값진 시간이었다.

6.

파킨슨병의 운동증상 : 체위불안정과 보행장애

진행된 파킨슨병 환자에서는 체위불안정과 보행장애가 나타난다. 체위불안정은 균형 감각이 떨어지는 것이다. 자세 변화가 함께 동반된다. 등이 구부정하게 굽어지고, 각각의 관절들은 펴는 자세보다는 접히는 굴곡 자세를 취한다. 걸음걸이도 바뀐다. 초기에는 한쪽 다리만 질질 끌리는 듯 걷다가 점차 병이 진행하면 보폭이 줄어든다. 종종 걸음을 걷고, 상체가 앞으로 쏠리면서 걸음이 점점 빨라지면서 균형을 잃어 넘어지기도 한다.

건널목을 건너려 하는데, 발짝이 안 떼어져요.

동결 현상은 몸이 갑자기 움직이지 않고 멈추는 것이다. 병이 조금더 진행했을 때 발생하는데, 발이 땅에 붙은 듯 쉽사리 떨어지지 않는다. 건널목에서 신호를 기다리다가 신호가 초록색으로 바뀌어 건널

목을 건너려는 순간, 첫발을 떼기가 어렵곤 한다. 동결 현상은 움직임을 시작하려 할 때나 걷다가 방향을 바꿔 돌아설 때 흔히 나타난다. 그리고 엘리베이터 문 같은 좁은 곳을 통과하려 할 때도 보인다. 처음 움직임을 시작할 때도 생기지만, 목적지에 도달할 즈음 머뭇거리는 증상이 생기기도 한다.

　파킨슨병에서 움직임이 제한되는 시점은 바로 이러한 체위불안정성과 보행장애가 나타날 때이다. 균형 잡는 것이 어려워질 때면 약물치료뿐 아니라 운동에 조금 더 신경을 써야 한다. 이 시점부터는 넘어지지 않게 조심하는 것이 가장 중요하다. 가끔 병의 초기부터 심한 체위불안정과 보행장애가 나타나기도 한다. 이때는 특발성 파킨슨병보다는 다른 종류의 파킨슨증후군일 가능성이 높다.

동결 현상 예시

- 첫발 떼기가 어렵다.
- 멈춰 서 있다가 갑자기 걸으려 하면 발짝이 잘 안 떨어진다.
- 방향을 바꿀 때 머뭇거리며 보폭이 좁아진다.
- 좁은 문을 통과할 때 발짝이 잘 떨어지지 않는다.
- 운행 중인 에스컬레이터에 올라타기가 어렵다.

7.

파킨슨병의 운동증상 :
어눌한 발음과 삼킴장애

75세 도화민 씨는 파킨슨병 진단받은 지 17년째이다. 봄이 완연한 3월 꽃분홍 카디건을 곱게 차려입은 도화민 씨가 아들과 함께 진료실에 들어왔다.

"잘 지내셨어요? 건강하셨고요?"
도화민 씨는 옅은 웃음을 짓는다. 그리고 웅얼거리듯 어눌하게 얘기한다.
"사람들이 내 얘기를 못 알아들어요."

옆에서 재빨리 아들이 부연 설명한다.
"얼마 전 어머니 생신이었어요. 이모들 가족도 와서 생일잔치를 했어요. 그런데 오랜만에 만난 이모들이 어머니 말을 잘 못 알아듣더라고요. 발음이 뭉개지고 목소리가 자꾸 작아지니까, 이모들도 할머니잖아요. 자꾸 그걸로 중풍 아니냐, 목소리가 왜 이러냐, 한마디씩 하셨죠. 어머니가 좀 스트레스를 받으셨을 거예요."

도화민 씨가 덧붙인다.
"요즘은 노래를 못해요. 목소리가 안 나와. 내가 젊었을 때는 노래 좋아하고 잘했었는데."

파킨슨병 환자는 흔히 목소리가 작아진다. 발음도 불명확해진다. 일부에서는 초기 증상으로 '목소리가 예전 같지 않다'고 말하기도 한다. 대부분은 병이 진행하면서 발음도 불분명해지기도 하고, 심한 경우에는 발성도 작아지면서 발음을 잘 알아듣기 힘들어진다. 발음과 발성의 문제는 파킨슨병에서 꽤 흔한 증상이다.

발음이 잘되지 않는 것은 파킨슨병이 근육의 움직임이 느려지고 부조화가 생기는 것이 원인이다. 우리가 말을 할 때는 입술과 혀, 얼굴 근육, 그리고 호흡근이 조화로이 움직인다. 목소리를 크게 내려면 호흡근이 더 크게 움직이며 힘 있게 성대를 움직여 발성한다. 명확한 발음은 얼굴, 입안의 근육들이 정확한 모양을 취하고 유지하며 다음 단어를 발음하는 것으로 재빨리 연결되어야 한다. 파킨슨병은 전체적인 근육의 움직임이 느려지며 지연된다. 미세하게 움직이고 조절되어야 하는 근육들이 쉽게 탈진하기도 한다. 병이 진행할수록 파킨슨병 환자들은 발성과 발음이 더욱 어려워진다.

파킨슨 환자의 발음과 발성 문제

- 목소리가 작아진다.
- 억양의 높낮이가 없어지며 단조로워진다.
- 말하다 보면 자꾸 빨라지면서 발음은 부정확해진다.
- 노래할 때, 고음이 안 되고 쉰 목소리가 된다.

사레 걸림을 특히 조심하자

이와 비슷하게 물을 마시거나 음식을 먹을 때 종종 사레가 걸린다. 밥을 먹고 약을 먹어야 하는데 밥을 먹는 것도 고역이요, 물과 함께 알약을 삼키는 것도 힘들다는 얘기를 종종 듣는다. 음식을 씹고 삼키는데 혀와 얼굴 입안의 근육들이 유기적으로 움직인다. 음식을 삼킬 때는 기도로 넘어가지 않도록 근육들이 재빨리 움직인다. 이러한 움직임이 느려지고 협동성이 떨어지면서 씹고 삼키는 것이 어려워질 수 있다. 사레에 걸리는 것은 흡인성 폐렴으로 진행할 수 있기에 매우 조심해야 한다.

말을 할 때는 한마디씩 똑똑하게 발음하도록 입 모양에 신경을 쓴다. 침이 입안에 고여 있을 때에는 침 사레가 걸리기도 한다. 말하기 전 침을 한 번 삼킨다. 음식을 먹을 때는 천천히 씹고, 많은 양을 한 번에 먹지 않는다. 말을 하면서 음식을 먹는 것은 우리의 입과 혀 근육을 동시에 너무 많은 일을 주는 것이다. 그러니 한 번에 한 가지씩만 하는 것이 좋다.

호흡근 연습은 초기부터 하자

호흡근 연습은 초기부터 필요하다. 호흡을 더 잘하도록 천천히 호흡하며 명상하는 시간을 갖는다. 목소리가 잘 나오지 않아도 괜찮다. 큰 목소리로 노래를 부르는 연습은 호흡근 조절에 아주 좋은 운동이다. 발음할 때는 끝까지 하려고 노력한다. 파킨슨 환자들은 말을 처음 시작할 때보다 말을 길게 할수록 발음과 음성이 점차로 작아진다. 그러니 '~했다. ~입니다. ~인가요?'처럼 말의 끝맺음을 일부러 더 강조하고 또렷이 발음하는 습관을 들인다.

8.

파킨슨병의 비운동증상

변비가 가장 힘드네요, 박희순 씨 이야기

"요즘, 어떻게 지내세요?"
신경과 담당 교수가 물었다.

"뭐, 대충 잘 지내고 있습니다."
늘 바빠 보이는 담당 교수의 질문에 늘 하던 대답을 한다.

"어떤 점이 가장 힘드세요?"

나는 다시 두루뭉실 대답할까 살짝 고민하다가, 정말 힘든 점에 대해
서 대답을 한다.
"사실, 요즘 제일 힘든 것은 화장실 가는 것이에요."

언제부터인지, 화장실 가는 것이 영 고역이다. 배 속 편하게 대변 한 번 본 적이 언제인지 기억이 가물가물하다. 밥은 먹어서 배는 불러오는데, 변을 보고 싶은 신호가 잘 오지 않는다. 배는 더 불편해지고, 이러다 안 되겠다 싶어 화장실에 가서 억지로 힘을 주어 보기도 한다. 야속하게도, 힘만 주고 나오기를 두어 번, 아니 서너 번. 아니 어떤 날은 점심 전에 세 번, 저녁 전에 세 번, 자기 전에 두 번이나 가고서야 겨우 토끼 똥만큼 작은 거 두 방울 눈 적도 있다.

다음 날은 근처 내과에 가서 상의했더니 변비약을 주었다. 변비약이 강했는지, 그다음 날은 묽은 변을 많이 보느라 역시 화장실을 들락날락했었다. 그리고 나서 일주일 동안 또 감감무소식이다. 다시 약을 먹어 볼까 하는데, 이러다 습관성이 되면 어쩌나 걱정이 된다.

생각해 보면, 변비는 파킨슨병 진단받은 전부터 그랬었다. 유산균은 기본으로 챙겨 먹고, 요구르트에, 푸른 주스다 뭐다, 변비에 좋다는 음식은 잘도 챙겨 먹지만 쉽게 좋아지진 않는다. 파킨슨병 진단받고 내 손 떨리는 것에만 신경 쓰다가, 조금 안정이 되고 나니 이젠 정말 불편한 것이 '변비'다.

"변비가 심하세요?"

"네. 약을 먹어도 그때뿐이고, 어떤 때는 약을 먹어도 효과가 없어요. 파킨슨 약 부작용인가요? 시네메트 약 설명서를 보니 부작용으로 변비가 있던데요."

"네. 변비가 없던 분이, 파킨슨 약물을 드시면서 변비가 생긴 것이라
면, 약 부작용 때문일 수도 있겠지요. 하지만 기본적으로, 파킨슨이라
는 병 자체가 변비와 같은 비운동증상이 많이 생긴답니다."

파킨슨병과 비운동증상

파킨슨병은 '운동'과 관련된 병이다. 운동 기능이 느려지고, 걸음도
안 좋아지고, 손이나 다리가 떨리기도 한다. 이러한 파킨슨병의 운동
증상 외에 나타나는 여러 증상이 있고, 이를 '비운동증상'이라고 한다.
실은 운동증상보다 훨씬 더 다양하며 심각하기도 하다. 해수면 위에
보이는 빙산이 운동증상이라면, 해수면 아래로는 더 큰 얼음덩어리가
있는데, 이것이 바로 비운동증상이다.

다양한 모습의 비운동증상

파킨슨병에서 나타나는 비운동증상은 참으로 다양하다. 수면장애,
기억력 저하, 우울, 환청, 환시, 변비, 소화 장애, 기립성저혈압, 통증
등이다. 이러한 증상은 전통적인 파킨슨병 치료인 레보도파 치료에
잘 반응하지 않는다. 증상의 종류와 정도에 따라 필요한 추가 검사들

도 있으며 약물치료도 다르다. 그렇기에 일반화하여 말할 수 없는 영역이다. 일부 환자들에게는 비운동증상이 운동증상보다 훨씬 더 고역이며 힘들다고 한다. 분명한 것은 파킨슨병에서 비운동증상은 피해갈 수 없기에 이에 대한 이해가 반드시 필요하다.

9.

파킨슨병의 비운동증상 종류

파킨슨병에서 나타나는 비운동증상은 종류가 참 많다. 몇 가지 그룹으로 나누어서 살펴보자.

첫 번째 모둠은 인지 및 정신신경계 증상

두 번째 모둠은 수면장애

세 번째 모둠은 자율신경계 증상

네 번째 모둠은 그 외의 각종 증상으로 나눌 수 있다. 각 모둠에 해당하는 증상은 아래 표에 나타난다.

1. 인지 및 정신 신경계증상	2. 수면장애	3. 자율신경계증상	4. 기타
인지 저하	불면증	기립성저혈압	통증
우울, 불안	주간과다졸림증	변비	감각이상
무감동	심한 잠꼬대, 렘수면행동장애	소변장애-빈뇨, 긴박뇨	피로

1. 인지 및 정신 신경계증상	2. 수면장애	3. 자율신경계증상	4. 기타
충동조절장애	주기성 사지운동장애	과다침분비	후각 저하
환시, 정신증	하지불안증후군	성기능장애	미각 이상

이렇게 많은 증상들이 나타날 수 있을까?

운동증상도 버거운데 비운동증상으로 우울증이나 치매에 걸리기도 하고 소변 장애도 올 수 있다고? 이를 다 읽어 보면, 정말 없던 두통도 생길 것 같다. 하지만 이 모든 증상이 다 나타나는 것은 아니다. 사람에 따라서, 여러 가지가 중복해서 보이기도 하고 비운동증상이 거의 없는 경우도 있다.

우리나라 파킨슨병 환자를 대상으로 비운동증상을 연구한 김지영 박사의 논문에 따르면, 가장 빈도가 높은 항목은 야간뇨와 변비였다. 연구 대상 환자의 82%가 야간뇨가 있었고, 변비는 무려 70%의 환자들이 가지고 있었다. 기억장애는 66%, 하지불안 62%, 불안 60%, 불면 60% 순이었다. 반 이상의 환자(58%)에서 우울감이 있었으며 수면 행동 56%, 주간 졸림 54%, 절박뇨 54%, 미각과 후각 이상 52%, 불완전 배변 50%, 성욕 변화 50% 등이었다. 상대적으로 증상 빈도가 적었던 항목은 망상, 쓰러짐, 구토, 변실금, 환각, 복시 등이었다.

인지 및 정신신경계 증상 : 파킨슨병이면 치매가 생기나요?

파킨슨병에서도 치매는 발생할 수 있다. 모든 환자에서 생기는 것은 아니다. 문헌에 따라 20~80% 정도 생긴다고 하는데 보고마다 차이가 있다. 처음 진단 당시보다는 병이 진행하면서 인지가 떨어지는 현상이 좀 더 많아진다. 일반적으로 치매는 8~10년 경과하였을 때 나타난다. 만일 파킨슨증이 발생한 지 1년 이내인데 치매가 나타났다면 특발성 파킨슨병보다는 다른 질병일 가능성이 있다. 예를 들면, 루이체치매는 파킨슨 증상이 있으며 1년 이내에 치매가 발생하는 질환이다. 또한 가장 흔한 신경퇴행성질환인 알츠하이머병에서도 치매와 함께 몸이 느려지는 현상이 보일 수 있다.

파킨슨병에서의 인지 저하는 집행기능, 기억력 저하, 언어장애, 시공간 능력의 문제와 양성건망증을 모두 포함한다. 파킨슨병에서 나타나는 치매는 알츠하이머 혹은 노인성 치매와는 조금 다르다. 기억력이 두드러지게 떨어지기보다는 실행 능력의 감소, 환시, 혹은 우울감과 기분 변화가 좀 더 많이 나타난다. 인지기능이 떨어지는 것은 파킨슨 환자의 삶의 질을 떨어뜨리는 명백한 원인이다. 인지 저하가 있을 때 보호자의 부담이 증가하며 생산성이 감소한다. 그리고 요양원이나 병원의 입소율이 증가하게 된다.

파킨슨병이 진행하면서 서서히 인지기능이 떨어진다면 인지기능을 향상시킬 수 있는 약을 추가로 복용한다. 이와 동시에 먹고 있는 여러 종류의 약 중 기억력을 떨어뜨릴 만한 약물은 없는지 확인하고 이를 줄여 가야 한다. 의식이 떨어지거나 혼미한 상황이 발생할 수 있으므로 약의 복용을 조금 더 단순화한다.

인지 및 정신신경계 증상 : 삶이 너무 우울합니다

파킨슨병 환자의 반 이상이 우울증을 가지고 있다. 경미한 경우도 많지만 심한 우울증도 드물지 않다. 우울증은 삶의 질을 현저히 떨어뜨리며 본인뿐 아니라 돌보는 가족들에게도 심리적 스트레스가 된다. 파킨슨병에서 우울증이 생기는 이유는 크게 두 가지로 설명할 수 있다.

첫 번째는 파킨슨병 자체가 뇌의 신경 세포들을 서서히 퇴행시키기 때문으로 본다. 우울을 포함한 감정을 다스리는 신경전달물질이 부족해지고 그에 따라 우울, 불안, 강박과 같은 정신신경계 증상을 야기한다. 우울감이 파킨슨병을 진단받기 전부터 있는 경우를 보면 뇌의 신경 손상과 깊은 연관이 있을 것으로 추론한다.

두 번째는 파킨슨병을 진단받았다는 심리적 부담과 함께 몸이 불편해지면서 느끼는 상실감과 연결된다. 파킨슨병은 내가 노력한다 해도 병을 완치할 수 없으며 병은 나의 의지와 무관하게 계속 진행한다.

자꾸만 내리막길을 걷는 것 같은 현실에 우리 환자들은 무력해지고 깊은 우울에 빠지기도 한다.

우울증은 치료될 수 있다

우울과 불안은, 파킨슨병이기에 충분히 나타날 수 있다는 것을 먼저 인정해야 한다. 의지와 노력이 부족하거나 나약해서 나오는 증상이 아니다. 우울증이 있는데 애써 안 그런 척하면서 숨기지 말자. 오히려 의료진에게 먼저 말을 하고 도움을 청하는 것이 현명하다. 우울감은 뇌의 세로토닌과 같은 신경전달물질과 관련이 많다. 따라서 세로토닌을 높여주는 약물 등으로 호전될 수 있다. 파킨슨병의 치료 중 만족감이 높은 치료가 바로 이 우울증 치료이다.

우울증이 동반되면 생활 능력뿐 아니라 삶의 질을 떨어뜨리고 사망률을 증가시킨다. 따라서 적절한 치료는 필수적이다. 또한 나만 느끼는 것이 아니라, 파킨슨병의 증상 중 하나라는 사실을 기억하면서 적극적인 치료를 받아야 한다는 것을 강조한다.

자율신경계 이상

자율신경이란 우리의 의지와 무관하게 우리 몸을 자율적으로 돌아가게 하는 신경이다. 혈압 조절, 소화, 체온 조절, 호흡 등은 우리가 잘 때나 깨어 있을 때나 달나라에 여행을 갔을 때라도 일정하게 유지된다. 이것이 자율신경계에서 조절하는 일들이다. 파킨슨병에서는 이러한 자율신경계에 이상이 나타난다. 보고된 자료들에 따르면 14~80%까지 보고 있다. 자율신경계의 이상은 파킨슨병의 어느 단계에서든지 나타날 수 있다. 파킨슨병 진단 전부터 나타나는 경우도 빈번하다. 증상은 매우 다양하다. 대표적으로 기립성저혈압, 변비, 긴박뇨, 빈뇨와 같은 소변 장애, 발기부전, 과다한 땀 분비 등이다.

심혈관 자율신경계 이상과 운동

교감신경 이상이 심혈관계의 조절 이상을 초래하는 가장 중요한 요인이다. 파킨슨 환자에서 약 50% 보고되고 있다. 심혈관 자율신경계 이상은 기립성저혈압, 지속적 고혈압, 심박동증가 등과 같이 나타난다. 이러한 증상은 파킨슨병 약물에 의해서 악화되기도 한다. 기립성저혈압은 앉았다 일어설 때 갑자기 혈압이 떨어지는 증상이다. 혈압이 떨어지면서 핑 도는 듯한 어지럼증을 느끼며 눈앞이 캄캄해지고 귀에서 이명이 생기기도 한다. 심한 경우에는 의식을 잃고 쓰러지기도 한다. 삶의 질을 떨어뜨리는 것은 물론, 기립성 저혈압으로 인한 낙상 가능성이 높아지기에 미리 진단을 받고 대처하는 것이 필요하다.

소변 문제

소변을 보는 것에 문제가 생길 수 있다. 방광 이상은 야간뇨, 빈뇨, 긴박뇨 등으로 나타나며, 비율이 꽤 높아서 문헌에 따라서는 93%의 환자들이 가지고 있다고 한다. 이렇게 소변 증상이 있으면 사회 활동에 영향을 주게 된다. 특히 중년 이후의 남성은 전립선 문제와 함께 동반되어 소변을 보는 것이 좀 더 힘들게 느껴진다. 소변 문제가 발생했을 때 더불어 힘든 면은 바로 수면이다. 소변 때문에 자꾸 깨면서 밤잠을 설치는 경우가 많다. 이러한 소변 문제가 어느 순간 갑자기 생겼다면 방광염, 신장의 질병, 생식기의 질병과 함께 있는 경우가 있다. 따라서 급작스런 소변 문제는 그에 맞는 검사를 하면서 원인을 찾는 것도 매우 중요하다.

잠 좀 잘 잤으면 소원이 없겠습니다

예나 지금이나 잠 잘 자는 것은 큰 복 중의 하나이다. 파킨슨병 환자뿐 아니라 현대의 많은 한국인이 힘들어 하는 것이 불면증일 것이다. 특히 나이가 들면서 잠이 영 만족스럽지 않다. 자고 일어났을 때 개운하고 피로가 싹 풀리는 느낌이 언제였을까. 파킨슨병에서는 여러 형태의 수면장애가 흔히 나타난다. 처음 잠들기가 힘든 불면증, 혹은 잠은 들었는데 자꾸 깨면서 토막잠을 잔다. 또한 자는 동안 꿈을 심하게 꾸면서 행동까지 나타나는 렘수면 행동장애가 있을 수 있다, 심한 주간 졸림, 주기적 하지운동, 밤과 낮이 바뀌기도 한다.

수면 이상 증상이 왜 나타나는 걸까?

이렇게 다양한 수면 증상이 나타나는 이유는 파킨슨병 뇌의 전반적인 퇴행성 변화 때문이다. 뇌에서 도파민 관련 신경들뿐 아니라 비도파민 경로에 관련된 뇌세포들의 사멸도 일어난다. 그에 따라 수면과 연관된 증상들이 나타난다. 또한 심리적인 불안, 강박 역시 불면의 원인이요, 밤 동안 도파민 약효가 떨어지는 것도 이상 수면 현상을 초래할 수 있다. 원인이 복합적이다. 수면 문제가 생겼을 때 신경과 의사와 상담을 하고 원인을 찾고 그것을 조절하는 것이 시작점이다. 치료는 약을 먹으면서 잠을 조절한다. 그리고 비약물적 치료로 명상, 호흡법, 그리고 경두개자기자극술 등이 도움이 된다.

불면증이 생기면 잠자는 시간이 짧고 수면의 질이 좋지 않은 것은 힘든 사실이다. 그런데 더 많은 경우 '예기불안'이 우리 삶의 질을 떨어뜨린다. 조금 자고 일어났는데 시계를 보니 새벽 2시이다. 화장실 한번 다녀와서 다시 자야지 자야지 하는데 잠이 오기는커녕 정신이 더 또렷해진다. 오늘도 힘들겠구나, 내가 이토록 잠을 못 자니 하루 종일 얼마나 힘들까 하는 불안이 엄습해 온다. 이러다 치매 걸리는 것은 아닌지, 난 이토록 힘든데 옆에서 세상모르게 코 골며 자고 있는 배우자는 더 미워지기도 한다. 불안은 우울하게 하고 더 자야 한다는 강박적인 생각을 준다.

잘 못 잔다 해도 괜찮다!

환자들에게 강조하는 것은 '괜찮다'라고 생각하는 것이다. 물론 아기처럼 푹 자고 잘 일어나는 것이 가장 좋겠지만 모든 사람이 다 그렇게 잘 수 있는 것은 아니다. 우리의 뇌는 굉장히 이기적이기 때문에 알아서 수면 시간을 잘 채워 나간다. 낮에 짧게 조는 것도 우리 뇌는 '잠자는 시간'으로 다 세고 있다. 잘 자면 좋지만, 잘 못 잔다고 그것이 우리 삶을 크게 좌지우지하지 못한다. 사람에 따라 워낙 수면 시간이 짧게 타고난 사람들도 많다. 수면 패턴을 좋게 하기 위해 노력을 해야 한다. 하지만 너무 완벽한 잠을 기대하며 그에 못 미치는 상황에 더 이상 슬퍼하지 말고 조금은 여유 있게 생각하면 좋겠다.

꿈이 요란합니까?

파킨슨병을 진단받는 시점은 '운동증상'이 나타날 때이다. 손이 떨리기도 하고 손이나 다리의 움직임이 더뎌지는 것 등이다. 그런데 이러한 운동증상 전부터 보일 수 있는 것이 바로 비운동증상이다. 그래서 파킨슨 환자가 처음 내원하면 흔히 비운동증상이 있는지 질문을 한다. 특히 다음 세 가지가 모두 있다면 추후에 파킨슨병이 나타날 가능성이 높은 현상들이다.

꿈이 요란한가요?
변비가 있나요?
냄새를 잘 맡지 못하나요?

꿈이 요란하고 꿈을 꾸면서 실제 행동으로 손을 내두르기도 한다. 심한 경우 꿈속에서 쫓기는 상황에 실제로 도망치려다가 침대에서 떨어지기도 한다. 이것을 렘수면행동장애라고 한다. 렘수면은 우리가 잠을 잘 때 깊은 수면의 단계이다. 렘수면 단계에서는 우리 몸의 모든 근육은 힘이 빠져 있다. 하지만 렘수면행동장애는 렘수면 도중에 근육이 실제로 힘이 들어가며 행동을 취하게 된다. 렘수면행동장애는 파킨슨병과 같은 퇴행성 질환의 선행 인자로 생각된다.

렘수면행동장애의 확진은 수면다원검사를 통하여 한다. 하지만 진료 시 상담을 통하여도 유추할 수 있는 증상이기에 반드시 '꿈이 요란한가, 꿈을 꾸며 실제로 손을 내두르는가'를 묻는다. 렘수면행동장애는 약물 등을 통하여 조절할 수 있다.

변비, 해결할 수 있을까요?

파킨슨 환자들의 큰 어려움 중 하나가 소화기관 문제이다. 과다하게 침이 많아지는 것, 삼킴 곤란, 위장 관련 운동 결여, 변비, 변실금 등을 호소하는데, 이는 파킨슨병 진행 정도에 관계없이 일어날 수 있다. 파킨슨 환자의 70%가 소화기 증상이 있다고 한다.

변비는 건강한 성인에서도 흔히 있는 증상이다. 변비가 있다고 해서 파킨슨병 가능성이 높다고 단정 지을 수는 없지만, 파킨슨병과 아주 밀접한 연관이 있다. 호놀룰루 심장연구, 로체스터 역학연구 등은 변비와 파킨슨병과의 관련성을 보고하였고, 약 20여 년 전부터 선행될 수 있다고 한다.

파킨슨 약 때문에 변비가 생기게 된 것인가요?

진료실에서 굉장히 자주 받는 질문이다. 파킨슨 약물들의 설명서를 보면, 약에 의한 부작용 중 '변비'가 언급되어 있다. 다수의 파킨슨 약물들은 변비를 일으키기도 한다. 원래 변비가 없었는데 파킨슨 약물 복용 후 갑자기 변비가 생겼다면, 약물 부작용을 의심할 수 있다. 하지만 약 복용 이전부터 변비가 있었을 때에는 약 부작용보다는 파킨슨병으로 인한 변비를 생각해야 한다.

또 한 가지 중요한 것은 소화기의 질병이 있을 때, 이것을 단순히 파킨슨병 때문이라 생각해서도 안 된다. 파킨슨병 환자들의 평균 나이는, 각종 질병이 함께 발생할 수 있다. 우리 병원 환자분 중에도, 만성 변비로 고생했는데, 대장내시경을 하니 대장암이 나온 적이 있었다. 중년 이후에는 건강검진을 주기적으로 하는 것도 매우 중요하다.

10.

파킨슨병의 비운동증상 증례

> 귀신 좀 쫓아주세요, 도화민 씨 이야기

도화민 씨와 아들이 예약일이 되기도 전에 진료실을 찾았다.

"예약일보다 일찍 오셨네요. 어디가 많이 불편하셨어요?"
도화민 씨는 부쩍 수척해 보였다.

"요즘 어머님이 밤새 잠을 도무지 못 주무세요."
보호자 아들의 설명이다. 도화민 씨는 '환시'가 있었다. 한 번은 화장
실 바닥에 가득 개미가 바글바글 있다며 밟을세라 깨금발로 화장실
에 들어가기도 했다고 한다. 가끔 죽은 사촌 언니가 보인다고도 한
다. 그런데 이번에는 더욱 심각했다.

"요즘은 밤마다 눈을 떠보면 무섭게 생긴 도깨비 같은 것이 몽둥이를 휘두르며 방에 웅크리고 앉아 있어요."

도화민 씨는 도깨비에게 나가라고 소리도 지르고 베개를 휘두르기도 했다. 도깨비가 휘두르는 몽둥이에 맞을까 봐 피하다가 침대에서 떨어졌다.

"한밤중 소란에 제가 어머니 방으로 가 봤어요. 어머니가 커튼 뒤에 숨어 있더라고요. 왜 그러시냐 했더니, 도깨비가 무서워서 숨었다네요."

도깨비는 그다음 날도 왔다. 어찌나 무서운지 다니던 교회 목사님께 기도 부탁을 해야 하나, 부적을 써야 하나, 고민했다고 한다. 그리고 며칠째 잠을 설쳐 힘이 쭉 빠져 식사도 잘못한다는 것이었다.

"내가 미쳤거나, 귀신이 들었나 벼."

"도화민 씨의 증상은 '환시'입니다."

환시란, 헛것이 보이는 것이다. 파킨슨 환자분들은 헛것이 보일 수 있다.

"환자분이 정신병에 걸리거나 귀신이 들어서가 아니에요. 뇌에서 신경 세포들이 사멸되어 나타나는 증상일 뿐이죠."

환시는 여러 형태로 나타나는데 작은 곤충들이 보이기도 하고, 알고 지내던 죽은 사람이 보이기도 한다. 전혀 모르는 사람들이 나타나서 자기들끼리 말하기도 하고 행동하며 다니기도 한다. 환자분들은 그것들이 모두 헛것이라는 것을 알아야 한다. 진짜가 아니다. 그런 증상이 나타나면,

'아, 내가 파킨슨병이라 또 헛것이 보이는구나.'
라고 생각하고 불안해하지 말고 의사와 상담하면 된다.

환시가 보인다고 모두 약물을 적극적으로 써서 환시를 완벽히 없애는 것을 목표로 하지 않는다. 환시는 있지만, 환자가 그것을 잘 인지하고, 대수롭지 않게 생각한다면, 그 상태로 약물 추가 없이 지켜보기도 한다. 도화민 씨처럼 환시 때문에 일상이 무너지며 극심한 두려움에 있다면 이런 경우는 적극적으로 치료를 해야 한다. 정서적으로 가족과 종교의 도움을 받는 것을 반대하지 않는다. 하지만 그것만으로는 뇌신경 전달 물질 경로의 손상에 대한 대책이 될 수는 없음을 알아야 한다.

약물은 항정신병 약물을 사용한다. 때로는 항정신병 약물은 파킨슨병 약물과 반대의 성격을 지닌다. 그래서 약물에 따라 항정신병 약물을 고용량으로 쓰면 파킨슨병 운동증상이 악화될 수도 있다. 마치 시소 타기 같다. 파킨슨에 대한 도파민 계열 약물이 높아지면 정신병적 증상이 높아지기도 하고, 반대로 정신병적 증상에 대한 약물을 높이면 파킨슨 증상이 악화되기도 한다.

그러면 어떻게 해야 할까? 환자 증상에 따른 우선순위를 고려해야 한다. 도화민 씨 경우에는 적극적으로 항정신병 약물을 사용하고, 그로 인해 불안과 수면장애를 낮추고, 일상생활에 대한 삶의 질을 높이는 것이 우선이다. 다행히 항정신병 약물에도 파킨슨병 증상에 영향이 적은 약들이 많이 있으니, 크게 걱정하지 않아도 된다.

도화민 씨는 환시가 악화될 수 있는 파킨슨병 약물을 조금 조정하였고 항정신병 약물을 추가하였다. 3일 뒤 한결 편안해진 모습으로 내원했다.

"도깨비가 오긴 해. 그런데 시뻘건 얼굴도 희미해지고, 온순해. 안 무서워. 우리 김 선생님이 귀신도 잘 쫓는구만요."

"네. 그렇죠? 파킨슨병 의사는, 귀신도 꽤 잘 쫓습니다."

Part 2

파킨슨병의
진단과 치료

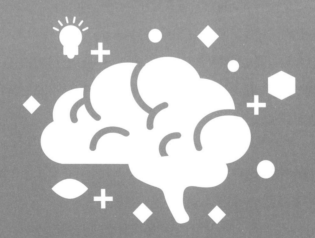

1.

파킨슨병의 진단

파킨슨병은 어떻게 진단하나요? 박희순 씨 이야기

내 증상이 파킨슨병 같다는 이야기를 처음 듣고는 밤에 잠이 오지 않았다. 인터넷을 찾아볼수록 내 증상이 파킨슨병임이 좀 더 명확해지는 듯했다. 병원을 가긴 해야겠는데 큰 병원을 가야 하나? 서울 제일 유명한 명의를 찾아가야 할까? 어느 병원을 가든 진단 방법은 동일할까? 파킨슨병과 관련 없는 검사만 잔뜩 하는 것은 아닐지 걱정이 되기도 했다.

"파킨슨병은 어떻게 진단하는 것일까?"
집 근처 대학병원 신경과에 예약했다. 첫 진료 날, 너무도 궁금했다. 내 증상에 대해서, 그리고 파킨슨병을 어떻게 진단하는지 말이다.

"파킨슨병이 의심될 때 어떻게 파킨슨병을 확진하나요?"

"뇌 MRI는 꼭 해야합니까? 왜 하는 겁니까?"

"뇌 MRI가 정상이라고 들었습니다. 그러면 파킨슨병은 아닌 것인가요?"

내가 너무 질문이 많은가 걱정이 되기도 했지만 일단 궁금한 것은 모두 물어볼 작정이다.

파킨슨병은 신경과 파킨슨 전문의라면 진단 과정과 검사 내용은 거의 동일하다. 이번 장에서는 파킨슨병의 진단 과정과 그 의미에 대하여 나눠 보려 한다.

먼저, 용어를 정리해 본다.

파킨슨병, 파킨슨증, 특발성 파킨슨병, 파킨슨증후군, 파킨슨플러스… 참 많은 용어들이 있다.

파킨슨증(Parkinsonism)은 파킨슨 증상이 보이는 모든 상황을 아우르는 말이다.

파킨슨 증상이란 느려짐, 떨림, 강직, 그리고 균형장애이다. 즉, 이러한 증상들이 있다면 원인이 어떤 것이든 간에 우리는 '파킨슨증'이라고 부른다.

파킨슨증은 여러 가지 원인으로 발생한다. 그중 '특발성 파킨슨병'이 가장 대표적인 원인 질병이다. 뇌가 서서히 퇴행하면서 생기는 전형적인 파킨슨병이다.

파킨슨증후군 혹은 파킨슨플러스는 전형적인 파킨슨병과는 약간 다르다. 파킨슨 증상이 보이는 것은 유사하나 병의 원인과 예후가 다른 병들이다.

파킨슨병을 진단할 때는 다음과 같은 세 가지 단계를 거친다.
첫 번째, 파킨슨 증상이 있는가?
두 번째, 파킨슨 증상을 일으킨 원인이 있는가?
　　　　(파킨슨 증상이 보이지만, 파킨슨병이 아닌 질병들을 찾아
　　　　내는 과정)
세 번째, 특발성 파킨슨병인가 아니면 다른 파킨슨병인가?

첫 번째, 파킨슨 증상이 있는가?

환자가 불편한 증상이 있어 병원에 왔을 때 가장 중요한 것은 신경과 의사가 환자를 직접 보며 하는 진찰이다. 환자에게 파킨슨 증상이 있는지를 판단한다. 파킨슨병 진단을 위한 첫 번째 단계이자 가장 중요한 단계이다.

의과대학 신경과 수업을 들을 때, 교수님이 말씀하셨다.
"파킨슨병은 환자가 진료실 문을 열고 들어오면서부터 진단을 할 수 있습니다."

진료실 문을 열고 자리에 앉는 순간까지 환자의 동작 하나하나 관찰한다. 표정이 사라지고 무표정한지, 구부정한 자세가 보이는지, 그리고 한쪽이 끌리듯 걸으며, 손이 떨리는지를 찬찬히 확인한다. 의사를 바라보는 얼굴 표정과 눈 깜빡임을 체크한다. 면담하면서 그간의 병력을 듣는다. 많은 질문과 답변이 오고 간다.

파킨슨병을 오랜 기간 진료하다 보니, 문을 열고 걸어오는 모습, 의자에 앉고 나를 바라보는 표정 등에서부터 파킨슨병이겠거니 생각이 들곤 한다. 때로는 길에서 지나가다가, '아, 우리 파킨슨 환자분이 가시네'라고 생각하기도 한다.

파킨슨병을 처음 기술한 제임스 파킨슨 의사도 마찬가지였다. 환자의 운동증상을 유심히 관찰하였고, 길에서 만난 사람들도 증례에 넣기도 했다. 200년 이상 시간이 많이 흘러 의학이 발달한 현재까지도 파킨슨병의 진단에서 제일 중요한 것은, 의사가 환자를 직접 진찰하는 것이다. 머리끝부터 발끝까지 모습을 관찰한다. 신경학적 검사를 하고, 여러 가지 운동 사인들을 검사하면서 환자가 '파킨슨 증상'이 있는지를 체크하는 것이 진단의 시작이다.

두 번째, 파킨슨 증상의 원인이 있는가?

파킨슨 증상이 보인다 하더라도, 모두가 다 '파킨슨병'은 아니다. 파킨슨 증상이 나타나는 질병은 참 많다. 가장 대표적인 질병은 '특발성 파킨슨병'이다. 뇌에서 도파민 세포가 서서히 죽어가면서 생기는 병이다. 이것은 뇌의 퇴행이라는 일차적인 원인으로 파킨슨병이 생긴 것이다. 그런데, 뇌의 퇴행 이외에도 다른 원인에 의하여 생긴 경우가 있다. 이런 경우를 2차성 파킨슨병이라고도 부른다. 파킨슨 증상이 어떤 원인에 의하여 2차적으로 생겼다는 뜻이다. 당연하지만 특발성 파킨슨병과 이차성 파킨슨병의 예후는 아주 다르다. 원인에 따라 원인 교정을 하면 좋아지는 파킨슨증도 있기에 원인을 면밀히 찾아보아야 한다.

파킨슨 증상의 이차적 원인에는 무엇이 있을까?

약 중에는 도파민 성분을 고갈시키는 종류가 있다. 이 약을 복용하고 나서 파킨슨 증상이 생기기도 한다. 이를 '약물 유발성 파킨슨증'이라 한다. 그래서 환자가 이전에 어떤 약을 먹었는지 확인하는 것이 매우 중요하다. 약물에 의한 파킨슨증이 생긴 것이라면 기존의 약을 끊는 것만으로도 치료가 가능하다. 그래서 파킨슨병 진단을 위해 병원을 간다면, 내가 복용하고 있는 약들을 잘 정리해서 가면 좋다.

뇌졸중이나 뇌의 허혈이 많이 생기면서 걸음 장애와 느려지는 파킨슨 증상을 보이기도 한다. 이는 '혈관성 파킨슨증'이다.

뇌에는 '뇌실'이라는 구조가 있다. 뇌실은 뇌척수액이라는 액체로 채워져 있다. 뇌실이 커지는 병이 있는데, 이를 뇌에 물이 많이 찼다

는 뜻으로 '수두중'이라고 부른다. 수두중이 있을 때에도 파킨슨 중상
이 보인다.

　그 외에도 뇌염을 앓았던 경우, 독성 노출에 노출된 경우, 외상, 일
산화탄소 중독 등 여러 가지 원인으로 파킨슨 중상이 나타날 수 있다.

　파킨슨 중상의 원인을 알아보기 위하여 여러 가지 검사를 하게 된
다. 혈액검사, 자율신경계검사, 인지기능검사, 뇌 MRI, 도파민 PET,
필요에 따라 유전자 검사 혹은 뇌파 등이다.

이차성 파킨슨증의 원인들

- 약물유발성 파킨슨증
- 혈관성 파킨슨증
- 수두증
- 뇌염, 독성물질, 외상, 일산화탄소 중독 등

세 번째, 어떤 종류의 파킨슨병인가?

　두 번째 단계가 파킨슨증을 일으킨 이차적인 원인을 찾는 것이었
는데, 특별한 원인 없이 파킨슨증이 있는 경우가 아주 많이 나타난다.
이러한 증례들이 뇌의 퇴행 변화에 따른 파킨슨병이다. 이를 일차성
파킨슨증 이라고 분류한다.

진단의 세 번째 단계는, 일차성 파킨슨증 중에서 어떤 파킨슨인지를 알아보는 단계이다.

대표적으로 '특발성 파킨슨병'이 있다. 또한 특발성 파킨슨병과 비슷하지만 조금 다른 증상들과 다른 해부학적 변화가 있는 '비정형 파킨슨증' 혹은 '파킨슨증후군'이 있다. 다계통위축증, 진행성핵상마비, 루이소체치매, 피질기저핵증후군 등이 특발성 파킨슨병과 비슷한 형제들이다. 파킨슨 증상을 보인다는 것이 공통점이다. 파킨슨 증상에 덧붙여 각 질환에 특이적인 증상들이 있어서 흔히 파킨슨 플러스(Parkinoson-Plus)라고 불리기도 한다. 각각 질병의 대표적인 특징들은 제3장을 참고하기를 바란다.

일차성 파킨슨증의 원인질환

- 특발성 파킨슨병 (Idiopathic Parkinson's disease, IPD)
- 다계통위축증 (Multiple system atrophy, MSA)
- 진행성핵상마비 (Progressive supranuclear palsy, PSP)
- 루이소체치매 (Dementia with Lewy bodies, DLB)
- 피질기저핵증후군 (Corticobasal syndrome, CBS)

2.

진단의 과정과 각종 검사 설명

첫 방문 진료실

첫 방문에서는 병의 이력 상담한다. 그리고 신경학적 검사, 파킨슨병임상척도(UPDRS), 약물 복용력을 확인한다. 파킨슨 증상으로 판단되면 아래와 같은 검사를 하게 된다.

파킨슨병 진단을 위한 검사들

- 뇌 MRI
- 도파민 PET
- 자율신경계검사
- 혈액검사, 유전자검사(일부)
- 인지기능검사
- 뇌파, 근전도/신경전도 검사 등

신경과 의사의 진료와 검사 결과를 토대로 환자의 증상이 '파킨슨
증'인지를 확인한다. 파킨슨증이 맞다면 '어떤 종류의 파킨슨병'인지,
그리고 얼마나 심한지에 대하여 평가를 하게 된다. 그리고 여러 가지
검사를 하게 되는데 결과를 보며 진단을 좀 더 명확하게 한다. 검사에
대한 설명은 다음과 같다.

· 뇌 MRI : 특발성 파킨슨병은 일반적인 뇌의 MRI에서 정상일 가능
  성이 크다. 특히 초기일수록 뇌 MRI는 정상으로 나타난다. 그러
  면 뇌 MRI는 왜 찍을까? 앞서 설명한 2차적 원인들을 감별해 내기
  위하여 꼭 필요한 검사이다. 뇌의 허혈 변화가 있는지, 뇌손상이
  있었는지, 나도 모르게 지나간 뇌경색 흔적들이 있는지 등을 알아
  보게 된다.

· 도파민 양전자방출단층촬영(PET) : 도파민 PET은 뇌에서 도파민
  의 활성도를 측정한다. 특발성 파킨슨병은 우리 뇌에서 도파민 세
  포가 선택적으로 죽어 가면서 발생하기에 도파민의 활성도가 떨
  어진다. 오른쪽에 증상이 있다면, 뇌에서는 왼쪽 기저핵에 영상의
  밀도가 더 떨어져 있다. 병의 초기라도 도파민 PET에서는 이상을
  발견할 수 있는데, 뇌의 도파민 세포가 70% 이상 죽었을 때 비로
  소 우리 몸은 파킨슨 증상을 보이기 시작하기 때문이다. 그렇기에
  병의 아주 초기라 하더라도 도파민 PET에서는 도파민 활성도가

떨어져 있는 것을 확인할 수 있다. 도파민 PET은 파킨슨 증상 원인에 따라 다양하게 나타난다. 이를테면 약물 유발성 파킨슨증이나 혈관성 파킨슨증은 도파민 PET이 정상이다.

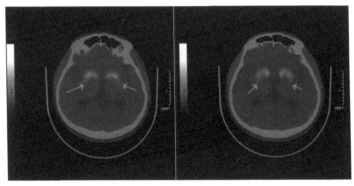

파킨슨병 환자의 도파민 PET. 기저핵의 도파민 활성도가 떨어져 있다. (화살표)

· 혈액검사 : 갑상선이나 구리 대사에 문제가 있을 때 손이 떨리거나 느려질 수 있다.

· 자율신경계검사 : 파킨슨병, 혹은 파킨슨증후군에서는 자율신경계 기능이 떨어진다. 특히 파킨슨증후군의 경우, 초반부터 자율신경 이상이 나타나는데, 이를 감별하며 병의 중증도를 확인한다. 자율신경계검사로 기립시 혈압측정, 발살바검사, 기립시 심혈관계반응 및 심호흡 검사 등을 한다.

· 신경인지검사 : 파킨슨병 환자는 정상인에 비하여 인지기능이 떨어지고 치매 확률이 높은 것으로 알려져 있다. 또한 초기에 경도 인지장애가 있을 때 치매로 진행할 가능성이 높다. 따라서 신경인지검사를 통하여 현재의 인지기능이 어느 정도인지 확인한다. 현재 인지기능이 정상이라 하더라도, 추후 얼마나 나빠졌는지를 볼 수 있는 기준이 되기에 신경인지검사를 한다. 더불어 우울증이나 불안증 정도를 체크한다.

· 근전도 신경전도 검사 : 떨림의 정도를 근전도검사로 체크하기도 하고, 이상 감각이 있는 경우 팔다리의 말초 신경 이상을 알아볼 수 있다.

· 기타 : 뇌파, 심장 스캔 등으로 다른 질환들과의 감별을 위해 시행할 수 있다.

유전자 검사

파킨슨 증상을 보이는 몇 가지 이상 유전자가 알려져 있다. 모든 사람에게 모든 유전자 이상이 있는지를 검사하는 것은 어렵다. 그래서 이상 유전자 가능성이 높은 사람들에게 대표적인 유전자 이상을 선별하여 검사한다. 파킨슨병은 대부분 50대 이후에 진단을 받는다. 이

때는 유전자 이상 가능성이 낮아서 유전자 검사는 생략된다. 약 30%는 50대 미만에서 발생하는데, 20대 이전에 나타나는 경우를 유년기 파킨슨병, 20~40대에 발병하는 경우를 조기 발병 파킨슨증이라고 부른다. 대체로 젊은 시절의 발병일 경우에는 유전적 성향이 높은 것으로 알려져 있어 이들 환자에서는 가족력 조사와 특정 유전자를 선별하여 검사한다.

3.

파킨슨병의 종류

"선생님, 나 야기 좀 들어 보이소. 내, 한 오 년 전에 손 떨린다고 병원에 갔더니, 거, 뭔 병이라카든데, 뭐드라, 아, 맞다, 파키스탄, 파키스탄병이라예. 이게 뭔 병인고?"

"근데여, 친구가 또 묻대요. 파키스탄도 종류가 많다카이. 게, 난 뭔 파키스탄이기요?"

"졸지에 파키스탄 의사가 되어 버렸었네요. '파킨슨'이란 단어가 참 어렵지요. 파킨슨도 어렵지만, 파킨슨병 말고도 부르는 말이 참 많은 듯합니다. 그래서 더욱 어렵게 느껴지지요."

"파킨슨병에도 종류가 많습니다. 파킨슨증, 파킨슨증후군, 파킨슨병, 비정형 파킨슨 등등. 사실, 의사들도 신경과를 전공하지 않았다면 분류가 쉽지는 않습니다. 그만큼 이름도 개념도 어렵기 때문이지요. 병의 이름에 따라 증상들도 조금씩 다릅니다. 병의 종류에 따라 증상이 다르고 진행이 다르며 때론 치료가 다를 수 있습니다."

파킨슨병에도 종류가 많다. 지난 장에서 설명한 진단의 과정은 내가 가진 파킨슨병이 어떠한 타입인지를 알아보는 과정이기도 하다. 파킨슨이 나타나는 모든 병을 다 알 필요는 없다. 그래도 대략적인 얼기를 이해하고 내가 무슨 파킨슨인지 안다면 내 증상을 더 잘 이해하게 될 것이다. 이번 장에서는 파킨슨병을 어떻게 나누는지, 각 파킨슨은 어떤 특징이 있는지에 대하여 알아보고자 한다.

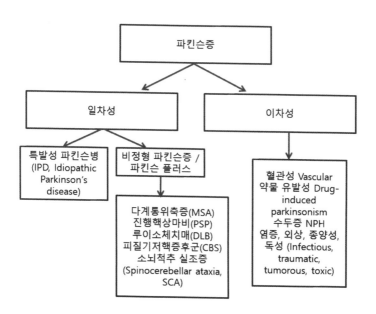

첫 번째, 파킨슨증(parkinsonism)은 파킨슨 증상을 말하기도 하고,

파킨슨 증상이 보이는 모든 병을 뜻하기도 한다.

파킨슨 증상이란 떨림, 느려짐, 경직, 자세 불안정성 등이 보이는 것이다. 이러한 파킨슨 증상이 있다면 '파킨슨증'이라고 부른다.

파킨슨증은 여러 상황에서 나타난다. 그 상황이 일시적일 수도 있고, 병일 가능성도 있다. 그렇다면 어떤 질병들이 파킨슨증을 보일까? 그런 병들이 너무 많기 때문에 일차성 파킨슨증과 이차성 파킨슨증으로 분류한다.

두 번째, 일차성 파킨슨증은 뇌의 퇴행 변화로 생기는 파킨슨병이다.

일차성 파킨슨증은, 점진적이고 지속적으로 뇌에 퇴행 변화가 일어나면서 생기는 파킨슨병이다. 일차성 파킨슨병 중 대표적인 것이 바로 '특발성 파킨슨병(Idiopathic Parkinson's disease)'이다. 가장 많고, 전형적인 파킨슨병이다. 우리가 '파킨슨병이다'라고 말할 때는 거의 대부분이 특발성 파킨슨병이다.

그런데 뇌의 퇴행 변화로 파킨슨병이 생겼는데, 이 특발성 파킨슨병하고는 약간 다른 형태가 있다. 예를 들면 다계통위축증, 진행성핵상마비, 루이소체치매, 피질기저핵증후군, 소뇌척추 실조증 같은 병이다. 이들은 전형적인 특발성 파킨슨병과 비슷하지만 다른 증상들이 있기에 파킨슨 플러스, 비정형 파킨슨증, 파킨슨증후군과 같이 불린다. 정의는 조금씩 다르지만, 일차성 파킨슨병이라는 큰 틀에서 '특발성 파킨슨병'을 제외한 파킨슨증이다.

세 번째, 이차성 원인으로도 파킨슨증이 생길 수 있다.

점진적이고 지속적인 뇌의 퇴행 변화에 의한 파킨슨 증상을 일차성이라 한다면 이차성 파킨슨증이란, 파킨슨 증상을 일으킨 다른 원인이 있는 경우이다. 뇌경색 혹은 뇌출혈 이후에도 파킨슨증이 생길 수 있으며 수두증, 뇌염, 뇌손상, 외상성 뇌손상, 종양, 유해물질 노출 등에 의해서도 파킨슨증이 보일 수 있다. 이차성 파킨슨증을 일으킨 원인을 제거한다면 파킨슨증이 호전될 수 있다.

파킨슨증을 보이는 대표적인 질환들은 다음을 참고하자.

· 특발성 파킨슨병 : 우리가 '파킨슨병'이라고 할 때 말하는 파킨슨병이다. 가장 대표적이며 전형적이다.

· 혈관성 파킨슨증 : 뇌혈관 질환(뇌경색, 뇌출혈), 뇌허혈 등으로 인하여 생긴 파킨슨증이다.

· 약물 유발성 파킨슨증 : 약물 복용 후 발생한 파킨슨증으로, 주로 도파민 분비를 억제하는 약물과 연관이 있다.

· 다계통위축증 : 자율신경계 이상이 초기부터 나타난다. 어지럼증, 실조증, 휘청거리는 걸음을 보인다.

· 진행성핵상마비 : 초기부터 걸음 장애가 나타난다. 특발성 파킨슨병의 자세가 앞으로 굽어진다면, 진행성핵상마비는 오히려 뒤로 넘어질 것 같은 자세이다. 신경학적 검사에서 눈동자의 움직임이 제한되어 있다.

- 루이소체치매 : 1년 이내에 치매가 발생한다면 루이소체치매의 가능성이 높아진다.
- 피질기저핵증후군 : 떨림, 경직, 서동증 같은 파킨슨 증상이 나타나는데 좌우 차이가 심하다. 특히 근육이 움찔거리는 듯한 근간대경련, 근긴장이상증, 실행증 등이 보인다.
- 소뇌척수위축증 : 뇌 MRI에서 소뇌위축이 특징적이며 초반부터 균형장애, 걸음 이상이 나타난다.

파킨슨병 진단이 바뀔 수도 있나요?

"저는 3년 전 파킨슨병이라고 알고 있었습니다."

"그런데, 얼마 전 파킨슨증후군이라고 진단이 바뀌었습니다. 오진이었던 것인가요?"

특발성 파킨슨병과 파킨슨증후군은 여러모로 비슷하다. 특히 병의 초기에는 더 잘 감별이 안 된다. 시간이 지나면서 병이 점점 진행되면서 각 질병의 색채가 짙어진다. 또한 파킨슨증후군들이 서로서로 교집합을 가지고 있기 때문에, 뇌의 병리학적인 퇴행 변화도 일부 공유한다. 처음부터 미래의 진행 과정을 예측할 수 없고, 또한 우리 뇌를 해부해서 진단할 수도 없기에 초기에는 파킨슨병의 어떤 타입인지 명확히 진단하기 어려운 예가 많다. 그래서 병원에 지속적으로 다니면서 약에 대한 반응, 병의 진행 속도, 나타나는 증상 양상에 따라 진단명이 좀 더 명확해진다. 어떤 경우는 진단명이 바뀌기도 한다. 병의 종류에 따라 예후가 다르기는 하지만, 치료는 거의 비슷하다. 따라서 파킨슨병 종류가 명확하지 않더라도 불안해하지 말고 잘 치료받으면 된다.

4.

파킨슨병의 치료 : 약물치료

"파킨슨병, 치료는 됩니까?"

파킨슨병을 진단받으면, 가장 궁금한 부분이 바로 치료에 관한 것
이다. 불치병이라 들었는데 과연 치료는 되는지, 어떤 약을 먹어야 하
는지, 약은 평생 먹는지 참 궁금하다. 파킨슨병은 완치를 시킬 수 있
는 병은 아니다. 하지만 다행인 것은 근 50여 년간 파킨슨병에 대한
치료 약물이 혁신적으로 발전하고 있으며, 약물 이외의 수술적 요법
등이 개발되었다는 것이다. 파킨슨을 뿌리 뽑을 수 없다 하여 미리 좌
절하지 말자. 약을 복용하면서 파킨슨 증상을 다스리면서 잘 살 수 있
는 병이다. 현대 의학으로 파킨슨병 환자들의 삶의 질은 현저히 좋아
졌다.

파킨슨병 약 이야기

파킨슨병은 뇌에서 도파민 세포가 서서히 죽어 가면서 생긴다. 뇌는 여러 가지 신경 전달 물질로 열심히 돌아가는 공장과도 같다. 그중 '도파민' 공급이 부족해져서 공장 생산 라인에 치명적인 문제가 생겼다. 뇌 공장이 제대로 안 돌아가다 보니, 뇌의 명령을 받는 몸에도 이상 신호가 생긴다. 느려짐, 떨림, 자세 불안정 등, 바로 파킨슨 증상이다.

"뇌에서 도파민이 떨어져서 공장이 제대로 안 돌아간다고요?"
"그 해결방법은 무엇일까요?"
"네, 해결책을 찾는다면 외부에서 도파민을 구해 와서 공급해 주면됩니다."

도파민을 많이 먹어서 뇌로 도파민을 많이 보내 주면 해결이 될 텐데, 그곳에는 문제가 있다. 우리 뇌에는 '혈액뇌장벽'이 있기 때문이다. 뇌는 아주 중요한 기관임에 비해서 굉장히 연약하다. 외부의 해악에서 뇌를 보호하기 위하여 뇌세포를 둘러싼 뇌혈관이 견고한 장벽의 역할을 한다. 아주 독한 약을 먹어도 쉽사리 뇌까지 가지 못하도록 하는 안전장치인 셈이다. 그런데 반대로 뇌에 도움이 되는 약을 먹었을 때, 뇌에 도달하려면 이 혈액뇌장벽을 통과해야 하는데 보통 어려운 일이 아니다. 도파민도 마찬가지다.

"도파민을 뇌로 보내라!"

뇌에 도파민을 공급하기 위해 무수한 연구와 노력이 있었다. 1968
년은 매우 의미 있는 해이다. 바로, 뇌에 도파민을 공급할 수 있는 약
이 드디어 나왔고 그것이 바로 '레보도파'이다.

레보도파는 혈액뇌장벽을 통과하여 뇌에 도달하고 도파민이 되는
역할을 한다. 1968년 레보도파 약이 나오고 '인류는 파킨슨병을 정복
했다!'라고 하면서 환호했다. 레보도파의 등장으로 파킨슨병 환자들
의 삶은 실로 드라마틱하게 바뀌었다.

올리버 섹스 원작의 영화 〈사랑의 기적(Awakening)〉은 움직이지
못하고 몇 년이나 나무처럼 누워 있는 환자들이 나온다. 그리고 그들
이 레보도파를 복용하면서 움직이기 시작한다. 정말로 깨어난 것이
고, 기적이었다.

레보도파를 시작으로 그간 파킨슨병에 대한 약물은 많아졌다. 도파
민효현제는 대사 과정 없이 뇌에서 바로 도파민으로 작용 가능한 약
물이다. 레보도파보다는 일관된 효과가 나타나고 작용시간이 길다.
하지만 효과는 레보도파보다 떨어질 수 있다. 마오비 억제제는 도파
민 분해작용을 차단하여 뇌 속의 도파민이 더 오래 남아 있을 수 있도

록 도와준다. 콤탄 계열도 도파민의 분해 기능을 차단하는 약물이다. 레보도파가 파괴되는 것을 막아서 레보도파의 체내 농도가 오랫동안 유지되도록 도와준다. 레보도파 약 기운이 빨리 떨어지는 '약효소진' 현상을 겪는 파킨슨 환자들에게 큰 도움이 된다.

약물치료는 파킨슨병 치료에서 기본이요, 가장 중요한 영역이다. 약은 정해진 용량을 정해진 시간에 꾸준히 먹는 것이 중요하다. 사람마다 증상이 다르고 약물에 대한 반응은 당연히 다르다. 따라서 나의 증상이 무엇인지, 어떤 증상이 가장 불편한지, 그리고 나에게 맞는 용량은 어느 정도인지 등등, 주치의와 상의하면서 조정해 나가는 과정이 필요하다.

약은 대부분 파킨슨병의 증상을 완화시키려는 목적이 있다. 파킨슨병 자체를 뿌리 뽑을 수는 없다. 내가 만약 당뇨병을 가지고 있다면, 당뇨병도 완치할 수 있는 병은 아니다. 하지만 당뇨약을 먹으면서 당 수치를 조절하고, 높은 혈당에서 오는 부작용을 예방하는 것이 치료이다. 파킨슨병도 마찬가지이다. 아직까지 파킨슨병을 완치시킬 수는 없지만, 파킨슨병으로 생기는 각종 증상들을 완화시키는 것은 매우 중요하다. 그러기에 약물을 잘 복용하는 것이 파킨슨병 치료의 첫 번째 원칙이다.

파킨슨 약물 종류

분류	성분명	대표적인 약물 이름
레보도파	Levodopa	시네메트, 마도파, 퍼킨, 명도파, 스타레보
도파민효현제	Ropinirole, pramipexole, rotigotine	리큅, 미라펙스, 뉴프로
분해효소억제제	MAO-B inhibitor, COMT inhibitor	마오비정, 아질렉트, 사다고, 콤탄 등
기타	anticholinergic	아만타딘, 트리헥신

5.

파킨슨병 약의 한계
파킨슨 약물의 후기 부작용

레보도파는 가히 파킨슨 환자들의 삶을 바꾼 역사적인 약물이다. 특히 초기의 환자들은 레보도파에 대하여 아주 좋은 효과를 본다. 이렇게 약이 잘 듣는 시기를 '신혼(허니문) 기간'이라고 한다. 그대와 함께라면 모진 풍파도 다 이겨낼 것 같은 꿈에 부푼 시기이다. 하지만 시간이 흐르면서 신혼의 달콤한 꿈이 현실에 사그라들기 마련이다. 약 4~5년 정도 레보도파를 장기간 복용하면서 약의 한계점이 생기기 시작한다.

"병의 초기에는 적은 용량의 레보도파로도 증상이 확 좋아졌습니다."
"그런데 점점 약효가 줄어듭니다. 약의 용량도 늘어나고 가짓수도 많아졌습니다."

약의 효능 기한이 짧아진다. 전등불을 켰다 껐다 하는 것처럼 약의 기운이 없을 때를 오프(효능종료, off), 약 기운이 잘 돌 때를 온(효능 시작, on)이라고 표현한다. 병의 초기에는 한 번 약을 먹으면 하루 종일 나쁘지 않았다. 그런데 어느 순간부터, 약을 먹으면 대략 서너 시간 약효가 있는 것 같고(온), 다음 약 먹기 전까지는 약효가 떨어져(오프) 아주 곤혹스럽게 된다. 이를 약효 소멸(wearing off) 현상이라고 한다. 약효 소멸 현상이 생기면서 더욱 자주 약을 먹고 싶게 된다.

운동 변동성(motor fluctuation)이 생긴다. 약효가 떨어질 때는 움직이기가 매우 어렵다가도, 약을 먹고 나면, 몸이 저절로 너무 많이 움직인다. 내 마음대로 조절되지 않는 이상운동증(dyskinesia)인데, 몸을 춤추듯 꼰다고 하여서 무도증이라고 말한다. 약의 기운에 있을 때는 이상운동증이, 약의 기운이 없을 때는 몸이 정지한 듯이 느껴진다.

이른 아침 발이 안으로 굽혀지면서 굳는 듯한 근긴장이상증(dystonia)이 나타나기도 한다.

진행이 더 되면, 약을 먹어도 약 기운이 바로 나타나지 않는 "지연성 온" 효과가 나타나기도 하며 약효의 온과 오프가 예측 없이 반복되기도 한다. 잘 걷다가도 급작스럽게 오프 상태가 되어 온몸이 얼어서 멈춰 버린 듯한 동결 현상이 일어날 수도 있다.

후기운동 부작용은 약의 종류와 시간, 용량을 변화시키면서 조절한다. 파킨슨일지는 이러한 약물 부작용을 조절하는 데 큰 도움이 된다. 파킨슨일지에는 약 이름, 먹은 시간, 온과 오프 현상이 나타난 시간 등을 잘 적으면서 나의 약물 반응을 파악할 수 있다. 초기부터 파킨슨병 일기를 쓸 필요는 없겠으나, 약효가 시작되고, 떨어지는 것이 몸으로 느껴지기 시작한다면 파킨슨일지를 기록하고 외래 진료에서 담당 교수님과 잘 상의하면 좋을 것이다.

약물 후기운동 부작용은 왜 오는 걸까?

이러한 반응은 중기 이후 파킨슨병에서 자주 보인다. 이것은 파킨슨병 약 자체의 부작용뿐만은 아니다. 그만큼 파킨슨병이 진행하면서 완충할 수 있는 뇌의 도파민 세포가 더 적어지기 때문에 나타나는 복합적인 현상이다.

뿌리가 튼튼한 나무가 가득한 산은 날씨 변화에도 한결같을 것이다. 파킨슨병 초기는 그래도 풍성한 산이다. 남아 있는 도파민 신경 세포들이 비교적 유지되어 있다. 신경 세포들이 안정적이고 지속적으로 도파민을 방출한다. 약을 먹으면 레보도파를 흡수하고, 도파민으로 전환하며 저장하고 서서히 방출한다. 그러나 병이 진행하면서 뇌의 퇴행이 더 많아지고 일하는 도파민 세포들이 더 줄어드니 외부 약물에 대한 반응이 불안정하게 나타나는 것이다. 흡사 나무 몇 그루 없는 척박한 산과 같다. 비가 조금만 내리면 홍수가 나고 산사태가 나지만, 비가 며칠만 안 와도 금세 가뭄이 된다.

약물 부작용이 나타나는 시점을 교과서적으로는 3~5년이라고 하지만, 환자에 따라서 아주 다르게 나타난다. 개인적인 경험으로는 최근에는 약도 더 좋아지고 환자들의 지식과 건강 상태도 좋아 약으로 잘 조절되는 시기가 5년 이상인 환자들이 많아진 것 같다. 본인의 약을 잘 챙기면서 건강도 관리하는 현명한 환자들을 많이 만나면서 파킨슨병 치료에 더 큰 희망이 보인다.

약을 먹지 않고 버텨보는 것은 어떨까?

"파킨슨 약을 먹고 싶지 않습니다."
"왜 그렇게 생각하십니까? 지금 증상을 보면 파킨슨 약물이 필요합니다."
"부작용이 두렵습니다. 약을 먹으면 5년 이후 부작용이 생긴다고 해서요. 지금 몸은 불편하기는 하지만 최대한 약을 먹지 않고 버텨보는 건 어떻습니까?"

약을 먹고 5년이 지나면 약물 부작용이 생기고 약효도 없어진다는데, 그렇다면 최대한 늦춰서 약을 먹는 것은 어떨까? 진료실에서 전 세계 파킨슨 환자들이 묻는 공통된 질문이다. 이 질문에 대한 답은 환자뿐 아니라 의사들도 참 궁금하다. 약 20년 전까지는 레보도파 후기 부작용의 대안으로 도파민 효현제를 쓰면서 가능하면 레보도파를 늦게 쓰려는 기조가 있었다. 하지만 도파민 효현제만으로는 만족할 만한 효과가 나오지 않았다. 또한 노인의 경우 도파민 효현제의 부작용도 만만치 않았다. 레보도파와 후기 부작용에 대한 연구들은 계속되었고 최신 지견으로의 결론은 다음과 같다.

"후기 부작용을 우려하여 레보도파 사용을 지연시키는 것은 옳지 않다"
이에 대한 연구를 하나 소개한다.

4년간 이탈리아와 아프리카 가나에서 함께 진행되었던 아주 흥미로운 연구인데, 2014년 세계적으로 저명한 잡지인 〈브레인〉에 발표되었다. 파킨슨병으로 진단되었으나 경제적이거나 의료적인 문제로 여러 해 동안 레보도파를 먹지 못하다가 병이 심해지면서 약을 먹게 된 가나 환자들과, 필요할 때 레보도파를 복용한 이탈리아의 파킨슨병 환자들을 비교한 연구이다. 과연 레보도파를 오랫동안 복용하지 않다가 나중에 복용 시작한 가나 파킨슨병 환자들이 후기 운동 부작용이 더 적었을까?

이 연구의 결론은 그렇지 않았다. 후기 운동 부작용에 영향을 준 것은 하루에 복용하는 레보도파 용량과 파킨슨병의 기간이었다. 즉 파킨슨병이 오래될수록 후기 운동 부작용이 많았으며 하루 복용하는 레보도파 용량이 높을수록 후기 운동 부작용이 많이 나타났다. 레보도파 약물을 얼마나 오래 먹었는지는 운동 부작용과 큰 연관성이 없었다. 이 연구 결과를 언급하며 수잔 폭스 박사와 안토니 랭 박사는 레보도파 약물 복용에 대하여 이렇게 말했다.

"늦추지 마라, 오늘 시작해라."
'Don't delay, start today'

파킨슨병의 약물치료는 세 가지를 목표로 한다. 바로 증상개선, 삶의 질 향상, 생존 가능성 증가이다. 약물치료는 일차적으로 증상치료의 방법이지만, 그와 더불어 삶의 질을 좋아지게 하고 생존 가능성을 높인다. 이는 수많은 연구 결과들을 통하여도 증명되었다. 그렇기에 증상치료만 한다고 생각하는 것이 아니라 전반적인 환자의 삶을 나아지게 하며 더 오래 살게 하는 아주 중요한 치료라고 할 수 있다.

약물 후기 부작용에 대한 잘못된 생각으로, 약 먹는 것을 주저하지 말자. 오히려 늦게 약을 시작하면 약을 더 빨리 올리며 높은 용량으로 증상을 조절해야 하는 경우가 생긴다. 이것이 약물 부작용 측면에서는 더 좋지 않다. 한 살이라도 젊은 오늘을 힘들게 지내지 말자. 적절하게 약물 복용을 하면서 운동 기능을 좋게 하고 활기차고 나은 삶을 사는 것이 치료의 올바른 모습이다.

파킨슨병에서 주의할 약물

- 위장관 운동 조절 약물(소화계통)
  Levosulpiride, Metoclopramide, Clebopride

- 항정신약물
  Haloperidol, Chlorpromazine, Fluphenazine, Promethazine,
  Prochloperazine, Perphenazine, Pimozide, Sulpiride,
  Risperidone, Olanzapine, Ziprasidone, Aripiprazole

- 기타
  Flunarizine, Cinnarizine

- 위의 약물 복용이 꼭 필요한 경우도 있습니다. 복용하게 될 때에는
  전문의와 상의하시고 파킨슨 증상 악화 관찰하는 것이 필요합니다.

슬기로운 파킨슨 약 복용 7계명

"약을 먹는 환자들이 지켜야 할 사항이 있을까요?"

"어떻게 하면 지혜롭게 약을 잘 먹고 관리할 수 있을까요?"

(1) 환자는 내가 어떤 약을 먹는지 잘 알고 있어야 합니다

사람마다 특정 약물에 세밀하게 반응하는 분들이 많습니다. 따라서 환자, 보호자분들은 무슨 약을 얼마나 먹고 있는지 잘 적어 놓으세요. 혹시나 부작용이 있는 약이 있다면 꼭 기억하세요.

(2) 약물 복용 시간을 잘 지키세요

초기에는 약을 먹어도 반응이 즉각적으로 나타나지 않는 경우도 많습니다. 또한 중기 이후에는 약에 대한 반응이 조금씩 변하기도 합니다. 약효가 있는 온(on) 시점과 약효가 떨어진 오프(off) 시점이 있습니다. 이것을 잘 파악하고 약을 조절하기 위하여 정해진 시간에 약을 먹는 습관은 중요합니다.

(3) 규칙적인 식생활이 약의 반응을 일관되게 도와줍니다

어떨 때는 폭식을 하거나 식사를 거르기도 하면 약물 반응 역시 불규칙할 수 있기에 식습관을 일정하게 하세요.

(4) 중단, 감량, 증량은 의사와 상의하세요

일부 환자들은 의사가 싫어할까 봐, 혹은 반대할까 봐 약물 조절을 혼자 몰래 하거나 숨기기도 합니다. 그러지 마시고, 실제 약 먹는 상황을 신경과 의사와 상담하세요. 충분히 잘 도와드릴 것입니다.

(5) 약물의 부작용 역시 의사와 상의하세요

약물 부작용은 환자분마다 많이 다릅니다. 나에게 맞지 않는 약에 대한 느낌, 정보를 의사와 공유해 주세요.

(6) 다른 약을 먹을 때, 파킨슨 약과 같이 먹어도 되는지 확인해 보세요

파킨슨병 외에도 약을 먹어야 하는 경우가 많습니다. 새롭게 처방받는 약이 있다면 담당 의사에게 먹고 있는 파킨슨 약을 알려 주시면 도움이 많이 됩니다. 파킨슨 약과 대립되거나 교차 반응이 있는 약들도 파악을 하면 좋습니다.

(7) 약에 대한 강박을 조금 내려놓으십시오

마지막으로 파킨슨병은 약물이 매우 중요합니다. 하지만 더욱 중요한 것은 환자, 여러분 자신입니다. 무슨 말인고 하니, 일상생활이 파킨슨병과 약에 모든 초점을 맞춰져서 지내지는 마세요. 약을 먹기 위해 온갖 신경을 쓰고 내 관심사가 파킨슨병에 쏠려 있는 경우가 있습니다. 드물지 않게 너무 강박적으로 약에 집착하는 경우도 봅니다. 정확하게 시간을 맞추려 하고 약 용량에 걱정하기도 하지요. 어떤 약을 먹어야 더 좋은지, 이 약은 먹어도 되는지 약전을 반복해서 읽기도 합니다. 파킨슨 약이라는 것은, 내 뇌에서 도파민이 부족하기에 그것을 채워 넣는 약이라고 생각하시고요. 약의 작용과 부작용에 너무 많은 신경을 쓰지 마세요. 조금 여유 있게 내려놓으시고 편하게 약을 드신다면 마음도 몸도 조금씩 편안해질 것입니다.

6.

파킨슨병의 수술 치료

수술을 고민하는 도화민 씨 이야기

"파킨슨병도 수술을 하나요?"

나는 요즘 부쩍 심란하다. 작년부터 약을 먹어도 약효가 떨어지는 듯 느껴졌다. 약을 올렸다. 용량을 높이니 확실히 움직임이 더 수월하다. 약효가 오래가지 않아 약 먹기 직전이면 목소리도 나오지 않고 기운이 하나도 없다. 약 먹는 횟수도 세 번에서 네 번으로 늘렸다. 조금 낫다.

그런데 이상한 현상이 나타났다. 내 팔과 다리가 제멋대로 움직인다. 특히 약이 몸에 돌면서 움직임이 부드러워질 시점이면 팔다리가 너무 많이 움직인다. 다른 사람들이 있을 때는 남부끄러워서 일부러 체조하는 척 팔다리를 내두르기도 한다.

의사는 몇 번이나 약을 이리저리 바꾸며 나의 이상 운동 현상을 관찰했다. 조금 나은 듯싶다가도 영 만족스럽지는 않다. 한 주먹이나 되는 약을 시간마다 챙겨 먹어야 하는 것도 고역이다. 신경과 담당 의사가 말한다.

"수술을 생각해 보면 어떻겠습니까?"

"네? 수술이요? 파킨슨병도 수술을 해요?"

"네, '뇌심부자극술'이라는 수술인데요. 뇌 안쪽에 움직임을 담당하는 뇌 부분이 있어요. 그곳에 전기자극침을 삽입하고 전기자극을 주면서 파킨슨 증상을 조절하는 수술이죠."

"아, 뇌 수술이군요. 그러면 파킨슨병은 완치 가능합니까?"

"뇌심부자극술은 파킨슨병을 완치시키는 수술은 아닙니다. 파킨슨병의 운동 기능을 개선하고 삶의 질을 향상시키는 거죠. 수술에 대한 반응이 좋은 경우가 참 많습니다. 증상이 좋아지면, 드시는 약도 많이 줄일 수 있습니다."

"네. 그래도 뇌 수술인데 위험하겠죠?"

"뇌 수술은 맞는데, 뇌를 완전히 열고 하는 수술은 아니에요. 가느다란 침이 들어갈 만한 구멍만 내지요. 그래도 1~2% 정도의 위험도가 있다고 합니다. 감염이나 뇌출혈 등이 위험한 합병증이고요. 그 외에는 염증이나 시술 기구의 문제 등이 보고되고 있죠. 마취하에 진행하지만 각성 상태에서도 진행하는 것이 발표되기도 한답니다."

파킨슨병 환자에게 뇌 수술을 하는 것은 아주 오래전부터 시도되었다. 레보도파 약이 없던 시절에는 떨림을 관장하는 뇌의 부분을 파괴시키는 방법으로 이상운동증 개선시키려는 목적이었다. 이러한 방법은 침습적이고 위험성과 부작용이 아주 크기에 약물 개발 이후에는 거의 시행되지 않았다. 그런데 1987년 이후로 뇌심부자극술이 개발되었고 획기적인 증상 호전을 보이며, 현재 많은 환자들이 이 뇌심부자극술의 혜택을 받고 있다. 최근 뇌 수술 분야에서 눈부신 성공을 거둔 분야가 된 것이다.

뇌심부자극술은 1987년 프랑스 알림-루이즈 베나비드 박사가 처음 발표하였고 우리나라에는 2000년대에 도입되었다. 2004년 의료보험 적용을 받게 되면서 수술의 영역이 더욱 넓어졌다.

뇌심부자극술은 뇌의 특정 부위에 전기자극을 주는 수술이다. 자극기를 가슴에 삽입하고 뇌의 안쪽까지 연결하여 뇌를 자극하는 것이다.

구체적인 자극 위치는 질병 및 증상에 따라 달라지는데 담창구, 시상하핵, 시상중간보극, 뇌간괴교핵 등이 표적 위치로 수술한다. 파킨슨병 수술에서 실제 임상에서는 시상하핵이 가장 많이 표적 위치로 적용되고 있다. 최근에는 보행장애가 있는 환자에게서 뇌간뇌교핵 수술이 좋은 반응을 보이며 꾸준히 시도되고 있다. 수술한 환자의 89~90%에서 좋은 효과를 보였다. 이상운동증이 좋아지고 운동 능력이 향상되었다. 증상의 호전으로 약물 감소 효과도 볼 수 있었으며 결과적으로 삶의 질이 매우 좋아진다.

7.

수술 적응증 : 나는 수술 받기에 적합할까요?

뇌심부자극술의 효과는 명백한데 모든 환자가 수술 대상이 되지는 않는다. 전체 파킨슨병 환자의 약 15% 정도가 대상자로 알려져 있다. 어떤 사람이 수술에 적합한가를 수술의 적응증이라 한다. 뇌심부자극술의 적응증은 다음과 같다.

(1) 특발성 파킨슨병으로 진단이 확실하며 진단을 받은 지 5년 이상 경과한 환자

파킨슨증후군, 이차성 파킨슨증은 수술의 적응증이 아니다. 또한 진단 후 초기 단계에서는 수술보다는 약물치료를 우선한다. 최소 5년은 지난 이후에 수술을 고려한다.

(2) 레보도파에 대한 반응이 뛰어난 환자

수술 전까지 레보도파 약을 먹었을 때 약효가 뛰어난 환자가 수술에 대한 반응이 좋다. 약을 먹어도 효과가 없었다면, 수술의 적응증이 아니다.

(3) 적절한 약물치료에도 불구하고 운동 동요나 이상운동증과 같은 운동합병증이 심하여 일상생활에 큰 장애를 주는 환자

(4) 인지기능과 정동장애가 조절 가능한 환자

인지심리검사를 시행하고, 인지검사에서 치매가 의심되거나 정서적으로 우울, 불안이 심하면 수술 적응증에서 제외된다.

(5) 수술받기에 다른 신체 상태가 나쁘지 않은 환자

원래 가지고 있는 병들이 뇌 수술받는 데 문제가 없어야 하며, 수술에 대한 후유증을 예상되는 질환이 있다면 수술에서 제외된다.

(6) 75세 미만 환자

고령인 경우 수술 합병증에 대한 우려가 커질 수 있다. 실제 젊은 연령에서 운동 기능 개선 효과와 수술 반응이 더 좋다고 알려졌다. 하지만 신체적 건강 상태가 잘 유지된 노인 환자라면 75세 이상이라 하더라도 수술이 가능하며, 결과적으로 충분한 효과를 볼 수 있다.

수술 효과는 얼마나 지속될까?

뇌심부자극술 이후에도 환자의 뇌는 서서히 노화되며 파킨슨병은 진행된다. 따라서 수술 효과가 얼마나 지속될지, 수술하지 않은 환자보다 얼마나 효과적일지 궁금하다. 여러 문헌에 따르면 수술 후 1년, 2년, 5년 이상에서도 수술의 효과가 유지되고 운동 기능이 개선된 것을 보고한다. 이는 삶의 질과 연결되는 중요한 점이다. 모든 환자들이 수술할 수 있는 것은 아니지만 적절한 적응증이 된다면 수술을 고려해 보는 것이 좋은 선택이 될 수 있다.

8.

파킨슨병 기타 치료 : 운동과 재활

어떤 병이든지 운동과 재활 치료는 참 중요하다. 운동증상이 악화되는 파킨슨병에서는 그 중요성이 더욱 크다. 파킨슨병의 치료를 크게 세 부분으로 나눈다면, 첫 번째가 약물치료, 두 번째가 수술 치료, 그리고 세 번째는 운동 치료이다.

파킨슨병은 특히나 몸을 직접 움직이는 것이 참 중요하다. 점차적으로 관절이 굳어 가며 관절이 움직일 수 있는 각도가 점점 줄어든다. 운동을 하면서 내가 움직일 수 있는 최대한을 움직여보고 근력이 떨어지지 않도록 노력한다.

할 수 있다면 재활의학과의 재활 치료를 받는 것도 권장된다. 특히 균형장애, 삼킴장애가 있을 때 숙련된 물리치료사, 작업치료사의 도움을 받아 균형을 잡고 식사를 잘하게 연습하면 좋겠다. 운동 치료에 대한 것은 이 책의 중요한 부분으로 앞으로 제3장과 제4장에서 자세히 다룰 예정이다.

9.

파킨슨병과 경두개자기자극(rTMS) 치료

필자는 경두개자기자극(Repetitive transcranial magnetic stimulation, rTMS) 치료에 관심이 많다. 신경과 의원을 운영하며 TMS 치료실을 세팅하여 치료 중이다.

반복경두개자기자극술, rTMS라 함은 전자기 코일에서 발생한 강력한 자기장을 두개골을 통과시켜 두뇌의 특정 부위 신경 세포를 활성하거나 억제하는 뇌 자극술이다. 이 치료법은 우울증, 두통, 강박 등에 대하여 미국 FDA 승인을 받았으며, 전 세계적으로 수많은 신경계 질환에 적용 중이다. 마취도 필요 없고 부작용도 거의 없다. 앉은 자세에서 약 20~30분가량 뇌 자극을 받는 것이기에 매우 간편한 시술이다.

지난 20여 년간 파킨슨병에서 rTMS 치료에 관한 연구는 활발히 진행되고 있다. 물론 rTMS가 약물치료나 뇌심부자극술을 대체할 수 있는 치료는 아니다. 뇌심부자극술처럼 뇌의 깊은 곳까지 자극을 지속적으로 줄 수 없다. 다만 뇌심부자극술처럼 뇌에 수술을 해야 한다는 부담 없이 비침습적으로 적용할 수 있는 것이 큰 장점이다. 뇌의 자기장 파동을 전하면서 신경 세포 흥분성을 변화시키고 그에 따른 파킨슨병 증상을 완화시키는 효과를 기대한다.

2006년 파킨슨병에 대한 효과로 의미 있는 연구가 발표되었다. 미하일 로마레프(Mikhail Lomarev) 박사 팀은 18명의 파킨슨 환자를 대상으로 rTMS 후 보행과 서동증 효과에 대한 이중 맹검 위약 대조 연구를 하였다. 진짜 rTMS 자극군과 가짜 rTMS 자극군으로 나뉘었다. 환자들은 4주에 걸쳐 8번의 rTMS 세션을 완료하였고 TMS 전후의 운동 능력 평가를 받았다. 진짜 rTMS 시술을 받은 환자들은 걸음 속도 및 손의 운동 능력이 가짜 그룹에 비하여 의미 있게 향상되었다. 그리고 이 효과는 1개월 뒤 추적 검사에서도 유지되었다.

이 연구 이후에 많은 논문들이 발표되었고 결과는 연구에 따라 달랐다. 2015년 그간의 연구를 토대로 대규모 분석을 하였고, 총 20개의 연구에 대한 470명이 분석 대상이었다. 결론적으로 운동피질의 고빈도 rTMS나 전두엽의 저빈도 rTMS는 파킨슨병의 운동증상에 효과적이었다. 2015년도 이후에는 자극 빈도, 위치, 증상의 종류에 따라 좀 더 세분화하여 최적의 프로토콜을 찾기 위한 연구는 지속되었다. 왠지 장 박사팀은 1988년부터 2022년까지의 연구 결과를 종합하여 대규모 분석연구를 발표하였다. 특히 양쪽 운동피질의 고빈도 자극이 동결 보행과 파킨슨운동척도 3장(UPDRS part III)으로 대변되는 운동중상에 좋은 효과를 일관되게 보고하였다.

rTMS 치료는 파킨슨병에서 나타나는 우울증에 대하여도 효과가 좋다. 파킨슨 환자에게 왼쪽 배외측전전두엽피질(Dorsolateral prefrontal cortex, DLPFC) 부위를 자극하고 10세션 종료 후 5주 경과했을 때까지 우울증이 향상되었다. 이 연구를 근거로 2020년 임상신경생리학회 가이드라인에서는 파킨슨병 환자에서 rTMS의 항우울 효과를 근거 높은 치료로 책정하였다.

rTMS는 비침습적 뇌자극 치료로 최근 크게 각광 받고 있으나 파킨슨병 치료를 위하여 가야 할 길이 멀다. 파킨슨병에 효과적인 뇌 지도 피질 영역과, 자극 프로토콜과 파라미터 등의 연구가 필요하다. 명백한 것은, rTMS는 신경가소성에 좋은 영향을 주는 치료이다. 비침습적으로 뇌를 자극하면서 운동 조절과 뇌 기능 활성에 그 역할이 확대될 것을 기대한다.

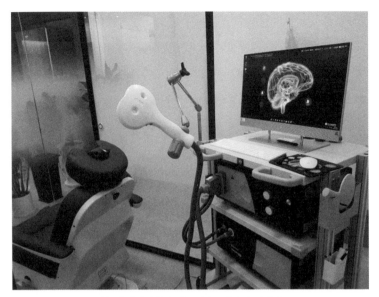

경두개자기자극술 치료실 〈브레인업 신경과〉

파킨슨 씨, 우리 함께 걸어요

10.

파킨슨병의 진행
나는 파킨슨병의 몇 단계입니까?

"파킨슨병은 진행하는 병이라 하는데, 나는 얼마나 진행한 것일까요?"
"파킨슨병도 암처럼 '몇 기' 같은 단계가 있나요?"

파킨슨병은 다른 퇴행성 질환처럼 시간이 지나면서 진행한다. 파킨
슨병은 운동증상에 따라 단계를 나누게 된다. 호엔야 단계로 불리며
5단계이다.

1단계 : 증상이 어느 한쪽으로 국한된 경우
2단계 : 증상이 양쪽 팔다리에 모두 나타나지만, 신체 균형을 유지
       하는 데 지장이 없는 경우
3단계 : 증상이 양쪽 팔다리에 모두 나타나고, 균형유지가 어려워
       보행에 지장이 있는 경우
4단계 : 3단계의 증상보다 심하지만, 어느 정도로 독립적 움직임이

나 활동이 가능한 경우

5단계 : 독립적인 움직임이 불가능한 상태로 휠체어나 침대에 전적
　　　 으로 의존하는 경우

박희순 씨는 오른손이 떨린다. 그리고 오른손의 움직임이 어줍다. 힘이 빠지는 듯한 느낌이다. 가끔씩 오른쪽 다리도 떨리며 걸을 때 오른쪽 다리가 느려진 것 같다. 하지만 왼쪽은 말짱하다. 균형잡기도 잘하며 삼킴 장애도 나타나지 않는다. 박희순 씨는 호앤야 1단계이다.

도화민 씨는 양쪽 팔, 다리 움직임이 현저하게 떨어져 있다. 특히 약 기운이 떨어졌을 때는 도통 움직이기가 힘들다. 화장실도 겨우 일어나서 간다. 휘청거리며 넘어질 듯하고 균형 잡는 것이 어렵다. 아직 혼자 몸을 가누긴 하지만 영 어렵다. 도화민 씨는 호앤야 4단계이다.

그런데 약을 먹고 한 20분쯤 지나니 도화민 씨는 힘이 제법 난다. 팔과 다리에 움직임은 정상인보다 못하지만 움직임이 가벼워졌다. 휘청대는 것도 덜하고 넘어질 것 같은 느낌도 덜하다. 이렇게 약 기운이 있을 때는 느리긴 해도 찬찬히 집안일도 한다. 약 기운이 있는 온 상태에서 도화민 씨는 호앤야 3단계이다.

파킨슨병의 단계는 운동증상의 심한 정도이다. 암과의 개념이 조금 다른데, 단계가 높다 하여 약물 반응이 없는 것이 아니다. 4단계였던

환자도 약물 복용 후 증상이 좋아지면 2, 3단계로 떨어지기도 한다.

2단계와 3단계에서 중요한 것은 균형감각이다. 2단계는 균형을 잘 잡지만, 균형감각이 떨어지기 시작하는 상황이라면 3단계로 진입한 것으로 본다. 호엔야 단계는 임상적으로 많이 쓰며 추후 운동 계획을 할 때에도 단계에 따라 다르게 적용하게 된다. 내가 몇 단계인지 판단하여 알고 있으면 도움이 많이 된다.

Part 3

파킨슨병과 운동

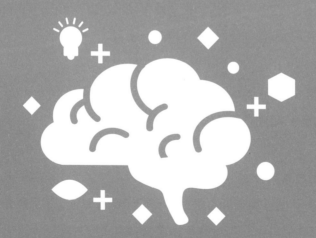

1.

운동 치료의 중요성

> 박희순 씨 운동 이야기

파킨슨병으로 진단받고 약을 시작한 지도 얼추 반년이 지났다. 이제
는 파킨슨병 환자로 살아가는 것을 실감하고 있다. 증상은 나빠지지
않았고, 오히려 약을 먹은 후 나아지는 것 같다.

"박희순 님, 안녕하세요."
"특별히 불편하신 곳은 없군요. 운동은 잘하고 계시나요?"

의사는 늘 그렇듯 반갑게 인사한다.
담당 의사뿐 아니라 파킨슨에 관한 책과 영상을 보면 늘 운동을 열심
히 하라고 나온다. 운동하면 좋겠다는 생각은 하는데 무슨 운동을 어떻
게 하라는 건지 명확하게는 모르겠다. 아니, 운동이 파킨슨병에 꼭 필

요한지부터 질문하고 싶었다. 그래서 일부러 난감하게 질문을 해 본다.

"병원에 가면 교수님이 늘 '운동' 얘기를 하시네요. 그런데 의심이 듭니다. 당뇨병이건, 고혈압이건, 암에 걸리건, 다들 쉽게 건강에 좋으니 운동하라는 말을 하잖아요? 파킨슨병에서 운동, 덕담처럼 덧붙이는 말인가요, 아니면 운동이 정말 파킨슨병에 효과가 있는 것인가요?"

"운동이 파킨슨병에 효과가 있다는 것은 여러 과학적 연구 논문을 통해 증명할 수 있습니다. 운동은 파킨슨병에 여러 가지 이로운 점이 있는데요. 파킨슨병 증상 자체를 완화시켜 주고요, 뇌의 가소성을 향상시켜 줍니다. 또한 운동 자체로 얻는 사회적 정서적 이로움이 파킨슨병에 매우 긍정적입니다."

생각 외로 무언가 의학적인 답변을 해 주시는 것을 보니, 운동 치료라는 것에 대하여도 심도 있게 공부하고 싶은 생각이 든다. 평생을 연구자로 살아왔으니 이 버릇이 파킨슨병이 있어도 멀리 가진 않나 보다.

파킨슨병에서 운동이 정말 효과가 있을까?

파킨슨병의 치료는 크게 세 가지로 나뉜다. 약물치료, 수술적 치료, 그리고 운동 치료이다. 약은 매일 매일 철저히 복용하며 작용과 부작용을 세밀히 관찰한다. 수술을 고려할 때에도 수많은 고민과 검색과 조언을 통해 결정하게 된다. 그런데 운동은 거의 모든 교과서에 '치료법'으로 나와 있지만 실제로 운동 치료에 대한 중요도는 떨어지는 느낌이다. 운동은 파킨슨병에서 정말 효과가 있는 것일까? 박희순 씨의 질문처럼 상식적으로 운동이 나쁠 리는 없을 테니 파킨슨병에서도 운동하라는 것은 아닐까?

이번 장에서는 파킨슨병에서 운동의 역할에 대하여 좀 더 과학적인 방법으로 접근하려 한다. 현대의학은 '근거 중심' 학문이다. 어떤 것이 효과가 있다고 말하려면, 그 근거가 충분해야 한다. 파킨슨에 대한 약물들도 그 약이 효과가 있음을 증명하기 위해 임상실험이 있었다. 약을 먹은 그룹과 약을 먹지 않은 그룹에 대하여 파킨슨병에 대한 효과와 부작용 등을 심도 있게 연구한다. 운동도 마찬가지다. 운동이 파킨슨병에 효과가 있다고 하기 위하여 많은 연구가 진행되었다. 다행히, 그 결과는 운동이 파킨슨병에 매우 긍정적이다.

세계의 여러 센터에서 진행된 연구와 논문을 바탕으로 근거의학적 입장에서 운동을 분석하며 운동의 효과를 설명하려 한다. 다소 어려운 내용일 수도 있기에 조금 읽기가 어렵다면 바로 4장으로 넘어가도 좋다. 3장의 결론을 미리 말하자면, '파킨슨병에서 운동은 매우 중요하다'는 것이다.

2.

파킨슨병에서 운동의 효과

먼저 '신체 활동'과 '운동'의 정의를 알아보자.

'신체 활동'이란 우리의 근육을 움직여 에너지를 사용하는 모든 행동을 뜻하는 아주 넓은 의미이다. 직장에서 업무를 하는 것, 집안일, 취미 활동, 자전거를 타기, 주변을 정리하고 청소하는 것, 모두 다 신체 활동이다. 일상생활에서 신체 활동을 할 때, 우리는 최소한의 에너지를 소모하려 한다. 같은 일을 해도 덜 힘들게 하려는 것이다. 다양한 신체 활동 중 운동이 있는데 운동은 오히려 더 많은 에너지를 소모하는 과정이다. 운동이란 계획되고, 구조를 갖춘 반복적인 신체 활동으로 더 건강하게 살기 위한 목표를 가지고 있다.

치료의 개념에서 '운동 치료', '신체 활동 치료', '재활 치료', '작업 치료' 등 여러 분야가 있으며 의미상 세세한 차이가 있다. 운동과 신체 활동은 명백히 구별되는 단어이지만, 이 책에서는 '운동'과 '신체 활동'

이라는 용어를 혼용하여 사용할 것이다. 또한 용어를 단순화하기 위하여 신체 활동과 연관된 치료의 의미로 '운동 치료'라 통일하여 이르려 한다.

최근 파킨슨병의 운동 치료에 대한 연구는 아주 활발히 진행되고 있다. 또한 대규모 분석연구, 코크란 리뷰, 전향적 연구 등 발표되는 논문들도 참 많다. 운동은 뇌에서 신경보호물질을 분비하며 산소화를 높여서 새로운 세포 성장과 수명 연장에 도움을 준다. 특히 운동은 크게 세 가지 측면에서 파킨슨병에 효과가 있다.

첫째, 파킨슨 증상을 완화시킨다.
둘째, 병의 진행을 느리게 한다.
셋째, 삶의 질을 향상하며 사회적 인간으로서의 가치를 준다.

3.

운동은 파킨슨 증상을 좋아지게 한다

영국의 톰린슨 박사 팀은 그간 발표되었던 파킨슨병의 운동 치료에 대한 연구들을 정리하였다. 운동 치료를 한 그룹과 하지 않은 그룹을 비교하여 운동 치료의 이점에 대하여 발표하였다. 총 39개의 연구 1,827명이 대상이었다. 걸음의 속도, 동결 현상, 보폭, 넘어짐, 균형 잡기, 파킨슨운동지수(UPDRS)를 비교하였다. 그 결과 운동 치료 그룹의 환자들이 더욱 잘 수행한 것을 알 수 있었다.

파킨슨병은 움직임이 어려워지는 운동증상으로 나타난다. 움직임 자체의 변화와 함께 우리 뇌가 움직임을 인식하는 것에도 점차적으로 변화가 생긴다. 파킨슨병이 없는 정상 성인과의 비교에서 파킨슨 환자들은 근육의 세기와 강도가 약했고, 이는 걸음 속도가 떨어지고 균형장애로 이어져 넘어질 가능성이 높아진다.

운동은 균형 감각을 더 잘 유지하게 하고, 움직임을 수월하게 하며,

일상생활 동작을 잘할 수 있게 한다. 또한 근력을 강화시키고 걸음이 더 좋아지게 하여 넘어지는 것을 예방한다.

파킨슨병 환자들은 움직임이 느려지고, 그 폭이 작아진다. 몸을 구부리거나 걷는 동작이 작아지는데 이를 운동감소증(hypokinesia)이라고 한다. 걸을 때 작은 보폭으로 종종걸음을 걸으며 팔 흔들림이 덜하게 된다. 글씨를 쓰다 보면 점점 작아지고 목소리도 작아진다. 작은 움직임이 정상 크기인 양 뇌가 세팅되어 간다.

운동 치료는 일상적으로 움직이는 관절의 반경을 크게 한다. 잘 사용하지 않는 근육을 쓰고, 관절의 움직임을 다양하고 크게 한다. 운동을 하면서 의도적으로 큰 움직임을 트레이닝한다.

운동은 혈액 내의 칼슘 수치를 증가시켜 뇌로 운반한다. 이는 칼모둘린 의존 시스템을 통하여 도파민 생성과정을 촉진시킨다. 도파민이 증가되면서 여러 가지 뇌의 작용들을 유연하게 만든다.

실험실의 뇌전증 쥐와 고혈압 쥐는 뇌의 선조체(neostriatum)와 측중격핵(nucleus accumbens)의 도파민 수치가 매우 낮은데, 운동 훈련후 이 도파민 수치가 매우 향상된 것을 관찰하였다. 칼슘/칼모듈린 의존 도파민 형성 과정에 이로운 영향을 주어 도파민 수치를 올린 것으로 판단된다. 파킨슨병이나 노인성 치매 역시 운동을 통한 도파민 수치 향상은 증상을 호전시키는 데 좋은 영향을 줄 것으로 생각한다.

운동은 자세 변형을 바로잡고 근육과 관절을 스트레칭하며 유연성 회복을 도와준다. 병이 진행하면서 근육이 뻣뻣해지고 관절의 경직이 관찰된다. 유연성이 감소되며 근력과 함께 자세도 구부정해지고 통증이 생기기도 한다.

운동으로 중심 근육을 키우고 자세를 곧게 한다. 또한 근력 보강은 순발력과 균형 감각을 향상시켜 넘어질 가능성을 줄여준다. 이처럼 운동은 파킨슨 증상에 직접적인 완화 효과가 있다.

4.

운동은 치매를 더디 오게 한다

파킨슨병은 뇌세포가 죽어 가는데 그 범위가 점점 넓어진다. 그러면서 파킨슨병의 전형적인 운동증상 외에도 비운동증상들이 나타난다. 대표적인 것이 치매와 같은 인지기능이 떨어지는 것이다.

운동은 인지기능에도 좋은 영향이 있다. 앞서 말한 대표적인 연구들에서 환자들의 인지 기억력도 검사했었는데, 그 결과 파킨슨병의 운동증상이 더디게 진행하는 것과 함께 인지 능력이 떨어지는 것도 덜했다.

최근 10년간 발표된 연구를 근간으로 운동이 파킨슨 환자들의 인지기능에 어떤 영향을 주는지 분석한 연구가 있다. 총 9개의 연구를 분석하였는데 운동을 한 그룹과 하지 않은 그룹을 추적 조사하면서 환자들의 인지기능을 평가하였다. 인지기능은 여러 항목으로 분류할 수 있다. 기억력, 시공간 능력, 집행 기능, 주의력, 전두엽 기능 등이다. 파킨슨 환자의 치매는 전두엽 기능과 집행 기능이 좀 더 떨어지는 것으로 알려져 있다. 연구에서 댄스, 트레드밀훈련, 복합운동 등 어떤 종류의 운동이든지, 운동을 한 그룹의 파킨슨 환자들이 인지기능검사에서 더 높은 점수를 받았다.

운동의 효과로 특히 집행 기능과 전두엽 기능이 향상되었다.

집행 기능과 전두엽 기능은 생각의 운전대이다. 우리가 목적지까지 가고자 할 때 가속 페달을 밟으며 속도를 낸다. 그러다 빨간 신호가 걸리면 브레이크를 밟아 즉각 멈추기도 한다. 길을 가다 보니 갑자기 공사 중이라며 내가 가야 할 도로를 막아 놓았다. 그러면 목적지까지 가는 길 중 다른 길을 찾아 그곳으로 우회해서 가야 할 것이다. 집행 기능은 하나의 목표를 실행하기 위하여 계획을 세우고 추진을 하는 뇌의 기능이다. 그리고 여러 가지 변수들이 있을 때 재빨리 뇌의 세팅을 바꾸어 다른 길로 갈 수 있게 하는 기능이다.

특히 전두엽은 멈춰야 할 때 브레이크를 잡는 역할을 한다. 식욕, 성욕, 우리의 감정의 표출을 욕구대로 모두 다 표현하는 것이 아니고 적당히 멈추게 하는 것이 전두엽 기능이다.

따라서 전두엽 기능이 잘 발달한 사람은 사회적으로 인품이 훌륭하다. 마트에서 장난감 안 사 준다며 울면서 드러누운 어린아이를 본다면, "아, 아직 전두엽이 발달을 안 했구나. 아이의 전두엽이 잘 성장하

길 바란다."고 덕담을 해 주자.

파킨슨에서는 인지기능이 떨어지는 것뿐 아니라 수면장애, 우울증과 같은 정신 증상, 변비나 어지럼증 같은 자율신경계 이상 등 많은 비운동증상들이 생긴다. 이러한 비운동증상은 환자들의 삶의 질을 떨어뜨리는 주범이다. 운동이란 것은 신체의 움직임이기에 파킨슨병 운동증상이 좋아지는 것은 이해가 쉽다. 그런데 더욱 인상 깊은 것은, 이러한 운동으로 인하여 비운동증상도 현저히 좋아진다는 것이다. 수면장애가 나아지고, 우울증과 만성 피로, 집중력과 인지기능이 향상되었고 삶의 질이 나아지는 결과였다.

수면 질의 변화를 주관적인 느낌이 아니라 객관적인 수치로 증명한 연구가 있다. 45세 이상 호엔야 2~3단계인 파킨슨 환자를 대상으로 한 연구이다. 환자들은 일주일에 세 번씩 16주간 운동을 한 그룹과, 운동을 하지 않은 그룹으로 나누었다. 그리고 연구 시작 시점과 종료 시점에 수면다원검사를 하며 수면의 질이 어떻게 변하였는지 관찰하였다.

그 결과는 고강도 운동을 한 팀의 환자들은 전반적인 수면이 좋아졌는데, 한번 잠들면 처음 깰 때까지의 시간, 총 수면 시간이 길어졌고 무엇보다 깊은 수면의 양이 늘었다. 운동의 효과는 매우 즉각적이어서 불면증으로 고생하는 사람들이라면 무엇보다도 운동을 강력히 권한다.

5.

운동은 파킨슨병의 진행을 늦춘다

파킨슨병은 서서히 진행한다는 특징이 있다. 환자의 뇌세포들이 시냅스로 죽어 가기 때문에 생기는 것인데, 이 진행을 멈추거나, 좀 서서히 갈 수 있도록 하면 얼마나 좋을까? 뇌세포들의 죽음을 막을 수 있는 치료제가 있다면, 우리 인류의 뇌는 더 이상 늙지 않을 것이다. 불로초이다. 파킨슨병 치료의 이상향은, 바로 병의 진행을 늦추는 것이다. 질병의 증상만 조절하는 것이 아니라, 병 자체의 진행을 느리게 하거나 멈추는 것, 이를 질병 수정 혹은 질병 개선(disease modifying)이라고 한다.

낡은 집이 있다. 오랜 세월에 창문도 깨지고 여기저기 부서져 간다. 여름과 가을은 그래도 참을 만했는데 한겨울이 되자 집이 너무 춥다. 어떻게 해야 할까? 두꺼운 코트도 입어 보고 모자도 쓰고 장갑도 낀다. 아궁이에 장작 태워 불도 땐다. 당장에 추위를 견딜 수 있게 해 준다. 이런 것이 증상치료이다.

그런데 좀 더 근본적인 치료는 무엇일까? 그것은 깨진 창을 수리하는 것이다. 옆에 덜렁거리는 문짝도 바꾸고 벽에 단열재도 든든히 넣는다. 매서운 겨울바람이 들어올 틈을 모조리 메운다. 이런 조치들이 좀 더 근본적인 치료법이며 이것이 '질병 개선'의 의미이다.

운동은 파킨슨병의 진행을 늦추며, 뇌신경 보호 효과가 있다. 2019년 폴 박사팀은 운동 및 신체 활동 정도에 따라 파킨슨병 진행 속도에 관하여 연구하였다. 파킨슨병을 진단받은 지 3년 미만인 244명을 분석해서, 경쟁적인 스포츠에 참여하는지, 얼마나 많은 신체 활동을 하는지를 조사했다. 그리고 약 5년이 지나서 보았더니 신체 활동지수가 높을수록 파킨슨병이 진행 정도가 덜했다.

4,866명이 속해 있는 세계 파킨슨 레지스트리[National Parkinson's Foundation Quality Improvement Initiative(NPF-QII)] 보고에서도 같은 결과를 보인다.

매주 하는 운동의 정도를 세 그룹으로 나누었고, 1년 후 파킨슨병 진행 정도를 관찰하였는데, 일주일에 2시간 반 이상 '규칙적인 운동'을 한 그룹은 '적은 운동'이나 '운동을 하지 않은' 그룹보다 파킨슨운동 증상이 훨씬 좋게 나타났다.

파킨슨 환자들의 연구 집단(코호트) 중 하나인 PPMI(Parkinson's Progressive Markers Initiative)의 연구도 주목할 만하다. 노년 신체 활동지수와 파킨슨병 진행에 관하여 연구했는데, 활동지수가 높을수록 2년 뒤 파킨슨병이 느리게 진행되었다. 이는 운동이 파킨슨병 증상 자체에 긍정적임과 동시에 뇌신경 퇴행에 대하여 보호 효과가 있음을 보여 주는 것이다.

동물 실험에서는 운동으로 뇌에 어떠한 긍정적인 영향이 있는지, 좀 더 근본적인 연구를 하였다. 운동은 신경보호 작용을 하는 신경 성장 인자(neurotrophic growth factors)를 분비하고, GDNF(glia cell-derived neurotrophic factor), BDNF(brain-derived neurotrophic factor) 같은 물질을 발현시켜 신경독성 물질에 대항한다. 또한 항산화, 항염증 효과가 있는데, 뇌신경 세포를 죽이는 산화 스트레스(oxidative stress)와 미토콘드리아 오류(mitochondria dysfunction) 신경염증 (neuroinflammation)에 반하는 긍정적인 역할을 한다.

운동을 함으로써 뇌에 나타나는 이러한 변화들은 매서운 겨울바람에 맞서 깨진 창문도 수리하고 구멍 난 곳도 메우는 작업이다. 가장 좋은 것은 집을 싹 부수고 재건축을 하는 것이겠지만, 우리가 세월을 되돌려 다시 태어날 수도 없고, 20대로 갈 수 없다. 하지만 운동으로 내 몸과 뇌의 작용들을 새롭게 리모델링을 할 수 있다. 운동은 매우 가치 있는 치료이다.

6.

사회적 인간으로서의 가치를 주는 운동

　인간은 사회적 동물이기 때문에 더불어 살며 행복감을 느낀다. 최근 우리 삶의 경향은 '비대면'이 큰 흐름이다. 혼자 하는 것이 편하고 사람 만나는 것을 회피한다. 하지만 혼자 밥을 먹는 사람들도 스마트폰으로 누군가와 끊임없이 교류한다. 직접 만나지 않는 것이 불필요한 감정 소모가 없어 좋을 수 있지만 나와 맞는 사람들과는 동호회를 만들어 더 열심이다. 인터넷 카페 안에서도 나와 비슷한 사람들을 찾아 그 안에서 편안함을 느낀다. 인간관계의 형식은 바뀌었어도 우리 인간은 누군가와 함께함으로써 안정을 얻고 행복감을 느끼는 것은 불변이다.

　파킨슨 환자들은 아무래도 병을 진단받은 후 사회적 반경이 좁아지게 된다. 몸이 불편하기에 모임에 잘 못 나간다. 아니, 그보다 심리적 위축으로 사회 활동에 움츠러드는 경우가 더 많은 것 같다. 함께하면서 불편하고 스트레스가 가득한 모임이라면 굳이 그곳에 에너지를 쏟을 필요는 없다. 하지만 누군가와 만나고 교류하는 사회적 모임은 반드시 필요하다. 운동하면 새로운 만남의 기회들이 생긴다. 꼭 뜻이 맞아서 같이 운동하는 사람들이 아니더라도 길가며 만나는 사람들과 인사하고 눈을 맞추고 이야기할 수 있다면 참 좋은 만남이 될 것이다.

운동하면 긍정적인 마음과 자신감이 생긴다. 운동으로 활동 반경을 점차로 넓혀 보자. 이전에 위축되던 모임도 어느 순간, 가 볼 만한 모임이 될 수도 있다. 또한 운동으로 움직임이 수월해지면 사회 활동을 할 시간들이 더 많이 늘어나게 된다. 나의 운동 기능을 과소평가하지 않았으면 한다. 불가능할 것이라 지레 못 박지 말고 도전하는 힘이 생기게 하자.

말기 이상의 환자들은 상대적으로 사회 활동의 기회가 적다. 만나는 사람들도 한정적이다. 혹여 입원 중으로 침상에만 있기도 한다. 신체 활동, 운동을 위하여는 누군가의 도움이 반드시 필요한 환자들도 있다. 이분들에게는 운동을 도와주는 사람들과의 관계와 시간이 사회적 인간으로서의 고립을 예방하는 아주 좋은 기회이다. 실제로 한 연구에서 운동에 참여한 그룹의 삶의 질이 높아진 것에 대한 분석이 있었다. 이는 운동 자체의 효과도 있지만, 운동 프로그램에 나오면서 치료사들과 다른 사람들과의 교감이 정서에 좋은 역할을 한 것으로 생각했다. 사회적 인간으로서의 의미가 운동으로 더 연장되며 깊어질 수 있다.

7.

운동하면 파킨슨병에 안 걸릴까요?

> 파킨슨병 예측 인자로서의 운동, 박희순 씨 이야기

여러 논문을 읽으니, 운동이 파킨슨병에 많은 도움이 된다는 것을 논리적으로 이해했다. 삶이 바쁘다고 운동을 게을리했던 지난날이 마음에 걸리기도 한다. 혹시 내가 운동을 하지 않아 파킨슨병에 걸린 것은 아닐까? 오늘 외래 진료 때 꼭 물어보고 싶다.

"안녕하세요, 교수님. 보내 주신 운동에 대한 논문들은 흥미롭게 읽었습니다. 또 한 가지 질문이 생기네요. 그렇다면 제가 운동을 게을리해서 파킨슨병에 걸린 걸까요? 아니, 평소에 운동을 열심히 하면 파킨슨병에 덜 걸릴까요?"

"안녕하세요. 글을 모두 읽으셨다니 대단하시고 저도 참 뿌듯합니다.

질문하신 그 내용을 좀 더 정리하자면 파킨슨병 예측 인자로 생각해

볼 수 있습니다."

"예측 인자요?"

"네, 파킨슨병에 덜 걸리는 조건을 말해요. 이를테면 운동을 많이 하

는 사람이 파킨슨병에 덜 걸릴까? 같은 질문이에요. 비슷한 맥락으

로 '위험 인자'라 함은 특정한 상황에서 병에 걸릴 확률이 높은 경우

입니다. 담배를 피우면 폐암 확률이 높아진다고 알려져 있죠. 그렇다

면 담배는 폐암의 위험 인자인 것처럼요."

파킨슨병의 위험 인자

어떻게 하여야 파킨슨병에 걸리지 않을까? 파킨슨병을 대하게 되

면 참 궁금한 질문들이다. 파킨슨병의 원인은 뇌에서 도파민과 관련

된 뇌세포들이 서서히 죽어 가기 때문이다. 그러면 수십억의 사람들

이 있는데, 왜 내가 파킨슨병에 걸린 것일까? 내가 이 파킨슨병에 걸

린 것인지에 답변은 시원찮다. 사실은, 잘 모른다는 것이 정답이다.

담배를 많이 피우면 폐병에 걸릴 확률이 높고, 매일 같이 술을 마시니

간이 망가질 확률이 높아질 게다. 그런데 파킨슨병은 여러분들의 어

떠한 행위 때문에 걸렸다고 보기는 어렵다. 그래도 내가 걸릴 만한 뭔

가의 요인들이 있지 않을까, 생각하게 된다.

이 원인은 크게 두 가지로 나눌 수 있다. 하나의 축은 '유전적 요인', 나머지 하나는 '환경적 요인'이다. 파킨슨병 중에서도 유전자의 이상으로 발생된 케이스들이 있다. 몇 가지 유전자들이다. 실제로 우리나라 병원에서도 파킨슨병의 유전자 검사는 하고 있다. 하지만 대부분의 파킨슨병 경우, 특히 나이가 들면서 생기는 경우에는 유전자 이상은 매우 드물다. 유전학과 컴퓨터의 발달은 인간의 유전자를 세세하게 분석해 나가면서 유전자지도를 만들고 있다. 언젠가는 인간의 유전자지도에서 파킨슨병이 어떤 유전자의 어떤 기능들에 의해 추후 내가 파킨슨병이 생길지는 조만간 밝혀지지 않을까 기대해 본다.

파킨슨병에 취약한 유전자를 가지고 태어난 경우를 제외하고는, 대부분 어떤 연유로 파킨슨병이 생겼는지 알기는 어렵다. 어떠한 병이 왜 걸리는지 잘은 모르지만, 어떤 사람들은 덜 걸리고 어떤 사람들은 조금 더 걸리는지 연구하는 학문이 있다. 이를 역학(epidemiology)이라고 하는데, 많은 수의 사람들을 대상으로 장기간 추적 관찰하면서 그들의 생활 습관, 환경, 유전적 요인들과 병의 인과관계를 연구한다. 특히 퇴행성질환 같은 경우는 그 상관관계를 밝히기는 여간 어려운게 아니다.

역학 연구에는 여러 형태가 있다. 연구 집단의 사람들을 '코호트'라고 한다. 특정 질병이 있는 사람들을 대상으로 한 코호트도 있고, 우리 동네 주민들을 모아 놓은 코호트도 있다.

지역 기반 코호트 연구의 한 형태는, 평범한 일반인들을 대상으로 하여 아주 오랜 기간 그들을 추적 관찰하며 연구한다. 키, 몸무게, 혈액 검사 내용, 인지기능 정도 같은 검사를 하기도 하고, 커피는 얼마나 많이 마시는지, 술과 담배는 하는지, 운동과 식사는 어떤지와 같은 생활 습관을 조사한다. 가족관계는 어떤지, 학력과 직업은 무엇인지, 성격과 사회성은 어떤지 정신 심리학적 정보도 있다. 실로 방대한 양의 데이터를 많이 모으는 것이다. 그들이 수년, 혹은 수십 년 후 어떤 병에 걸리는지를 추적하면서, 무수한 요인들 중 특정한 어떤 것과 연관 관계가 있는지 분석한다. 결과가 어떻게 나올지 예상이 어렵기도 하고, 인과관계가 명확하지 않을 수도 있다. 더구나 많은 사람들을 긴 기간 동안 추적 검사를 해야 하니 이러한 역학 연구는 매우 어려운 학문이다.

파킨슨병도 이러한 역학 연구들이 있다. 어떤 성향이 파킨슨병에 좀 더 많이 걸리는지 위험 인자를 분석한다. 지금까지 나온 연구들을 보면, 연구에 따라 다르기는 하지만 '커피', '적정량의 음주', '담배' 등을 하는 사람들이 파킨슨병에 덜 걸리는 것 같다고 추정한다.

커피나, 적정량의 음주는 그렇다 하더라도, 담배를 피우는 사람이 파킨슨병 덜 걸린다고? 왠지 애연가분들의 미소가 그려진다. 하지만 담배는 폐 질환과 각종 암의 위험성은 뚜렷이 높다. 기대 수명 역시 낮은데, 이 말은 담배 피우면 훨씬 일찍 사망할 수도 있다는 것이다. 어쩌면 파킨슨병이 걸리기도 전에 말이다. 그러니 파킨슨병이 덜 걸리긴 한다는 아주 낮은 가능성 때문에 담배 피우는 것을 정당화하지 말고 금연하기를 간곡히 바란다.

그렇다면 운동은 어떨까? 평소에 운동을 꾸준히 한 사람들은, 파킨슨병에 덜 걸릴까? 운동에 관하여도 역학 연구들이 있다. 운동과 파킨슨병 발병률은 관련 없다는 결과도 있고 운동이 파킨슨병 발생률 감소시킨다는 연구도 있다.

스웨덴에서 했던 대규모 코호트 연구를 설명하고자 한다. 무려 43,368명의 사람들이 이 코호트에 포함되어 있고, 12.6년간 이들을 관찰하여 파킨슨병 발생률(incidence)을 연구하였다. 집안일이든, 직장에 다니는 것이든 신체 활동이 많았던 그룹은 그렇지 않은 그룹에 비하여 파킨슨병의 발병률이 낮았다. 그런데 이 효과는 남자에서는 두드러졌지만, 여자들에게선 별 상관이 없었다.

첸(Chen) 교수 그룹도 신체 활동 정도와 파킨슨병 발병에 관하여 연구하였는데, HPFS(the Health Professionals Follow-Up Study) 48,574

명의 남자들과, NHS(tne Nurses' Health Study) 77,254명의 여자들이 대상이었다. 남자 그룹에서 신체 활동이 많은 30%의 사람들은 제일 낮은 신체 활동 그룹보다 약 30% 파킨슨 발병률이 낮았다. 반면에 이 코호트에서도 여성들에게서는 신체 활동 정도와 파킨슨병 발병의 연관성은 없었다.

연구마다 제각각의 방법론으로 다른 결과를 내었으니, 이것이 도대체 운동이 파킨슨병 발병을 낮추는지, 상관이 없는지 오히려 헷갈릴 것이다. 대규모 분석연구에서 명확하게 파킨슨병 발병과 강하게 상관있는 요인은 '담배'와 '커피'였다. 이들만큼은 아니어도, 운동은 파킨슨병 발병에 이롭다는 연구는 많다. 또한 파킨슨병 외에도 신체 활동과 운동은 각종 심혈관계 질환과 노화와 연관된 퇴행성 질환의 발생률을 감소시킨다.

혹여 내가 파킨슨병에 걸릴까 두려움이 있는가? 가끔 부모님이 파킨슨병일 때 자녀들이 많이 듣는 질문이다. 파킨슨병 예방하려면 내가 무엇을 해야 할까?

정답은 있다. 생활 속에서 신체 활동의 양을 높이고, 운동을 습관화해 보자. 규칙적인 운동과 건강한 생활 습관. 그리고 차를 많이 마시면 도움이 될 것 같다.

8.

파킨슨병에 효과적인 운동

박희순 씨 이야기

"운동에도 종류가 참 많은데요. 그렇다면 파킨슨병에 좋은 운동은 무엇일까요?"

"많은 분들이 궁금해하며 질문합니다. 저뿐 아니라, 전 세계의 파킨슨 전문가들에게 묻는다면, 하나같이 이렇게 대답할 것입니다."
모든 전문가들이 동일한 대답이라니. 파킨슨에 효과적인 운동은 무엇일까 더욱 기대된다.

"파킨슨병에 좋은 운동은, 어느 운동이든 좋습니다. 안전하게, 꾸준히, 즐겁게 할 수 있는 것을 선택하세요."

"너무 김빠지는 답변인데요? 그래도 뭔가, 파킨슨에 좀 더 좋은 운동이 있을 것 아닙니까. 궁금합니다."

파킨슨병에 효과적인 운동

환자뿐 아니라 의사들과 연구자들도 모두 궁금해하는 질문이다.
"파킨슨병에는 어떤 운동이 좋을까?"

연구자들은 어떤 운동이 파킨슨병에 효과가 있는지 여러 종류의 운동 형태를 분석하고 실험했다. 탱고, 트레드밀에서 뛰기, 저항운동(근력운동), 태극권, 기공, 복싱, 수중 치료, 왈츠, 폭스트롯 같은 춤, 요가, 이것저것 섞어서 만든 프로그램, 자전거 타기, 위핏 등등. 1981년부터 2015년까지 나왔던 '106개의 신체 활동 연구'의 결과를 보자. 반갑게도, 대부분의 운동이, 운동의 종류와 상관없이 각종 운동능력평가지수가 의미 있게 좋아졌다. 또한 운동은 어떤 형태의 운동이든지 정신 증상에도 좋은 영향이 있다. 잠도 더 잘 오고, 더 즐겁고 또렷한 정신을 잘 유지하게 해 주며 삶의 의미를 준다.

운동 치료의 핵심은 '하느냐, 안 하느냐'이다. 그러니 무슨 운동을 할 것인지에 대한 정답은 '내가 즐겁게 할 수 있는 것'이다. 즐거워야 한 번이라도 더 할 수 있고 한 번이라도 더 하는 것이 치료 효과가 좋을 테니 말이다. 춤을 추고 요가도 하고 수영장에서 걷기도 하고 아파트 둘레를 걸어도 좋다. 한 가지를 선택할 필요도 없다. 오늘은 체육관에서 집중 훈련을 해 보고 내일은 강변을 걷고 집 안에서 실내 자전거를 타기도 한다. 반드시 운동의 형식이 아니더라도 신체 활동을 증가시키는 것도 좋은 생활 태도이다. 땀을 흘리며 몸을 움직이는 시간을 늘려 가는 것이 운동 치료의 첫걸음이다.

좋아하는 운동을 하면서도 좀 더 체계적으로 하고 싶다면 다음 네 가지 항목들을 골고루 해 본다.

첫 번째, 저항운동과 유연성 운동
두 번째, 유산소 운동
세 번째, 균형감각 운동
네 번째, 발음과 연하훈련

유산소 운동은 걷기, 계단 오르기, 실내 자전거 타기, 수영장 걷기 등이다. 유산소 운동을 기본으로 하면서 심폐 능력을 키우고 체력을 증강시키는 것이 가장 큰 이득이다. 저항운동은 근력을 키우는 운동이다. 특히 하체 근력 위주로 연습하면 좋다. 파킨슨 환자에서 중요한 것은 근력운동을 하면서 반드시 스트레칭을 정성껏 해 주어야 한다. 모든 관절을 움직이며 유연성을 확보한다. 균형을 잘 잡는 연습도 필요하다. 파킨슨병의 단계에 따라 어떤 운동을 할지는 매우 달라진다. 사레 걸리거나 목소리가 작아질 때 큰 소리로 말하기, 연하훈련, 노래 부르기 연습이 좋다. 모든 운동들은 유기적으로 연결되어 있다. 근력 운동을 하며 유연성을 확보하면 균형 잡기와 걸음걸이가 더 좋아진다. (운동의 예시들은 4장에서 구체적으로 다룰 것이다.)

춤을 추는 것은 참 좋은 운동이다. 일단 즐겁고 즐길 수 있다. 음악 이라는 소리 자극도 있으며 춤추는 동작을 따라 하며 나의 관절을 충분히 움직일 수 있기 때문이다. 춤추는 것이 어렵다면 음악을 느리게 틀어 놓고 천천히 움직여 보자. 음악에 맞춰 나도 모르게 내 얼굴에 미소가 살아날 것이다.

9.

얼마나 많이 운동해야 할까?

세계보건기구(World Health Organization, WHO)는 65세 이상은 이만큼 운동해야 한다고 제안하였다.

"일주일에 최소한 150분은 중등도 강도의 유산소 운동을 하십시오. 또는 최소한 75분의 강도 높은 유산소 신체 활동을 하십시오."

중등도 강도의 유산소 운동은 예를 들면, 빠른 걸음으로 한 시간에 4km(2.5mile) 걷는 것, 한 시간에 16km(10mile) 미만의 자전거 타기, 그리고 복식 테니스 경기 같은 것이다. 고강도 운동이란 뛰기, 수영 왕복, 등산, 한 시간에 16km 이상의 자전거 타기 등이다. (미국 심장 협회)

우리는 이 기준만큼 운동하고 있을까? 전 세계 33%의 성인들은 이

기준에 한참 못 미친다고 한다. 더욱 안타까운 것은, 파킨슨 환자들은 일반 사람들보다 운동량이 더 적다는 것이다. 하루에 30분 걷는 파킨슨 환자들이 ⅓밖에 안 되었다. 초기 파킨슨 환자 4,866명을 대상으로 조사하였더니 반 이상이 일주일에 한 시간 반 미만으로 운동하거나, 아니면 아예 운동하지 않았다. 물론 파킨슨병은 운동 능력이 서서히 떨어지는 병이니 내 한 몸 움직여 활동하는 것이 여간 힘들지 않을까. 이해는 충분히 되지만, 그렇기에 더욱 운동 시간의 확보가 필요하다.

일주일에 3일, 30분 이상씩 운동하자

초기 파킨슨병 환자는 아직 크게 불편함을 못 느낀다. 그래서 운동을 소홀히 하게 된다. 중기 이상의 환자들은 예전과 달라진 운동 능력에 실망하며 운동 시작하는 것을 두려워할 수 있다. 내가 지금 어떤 상황이든지 상관없이 우리의 몸을 움직여서 하는 신체 활동을 연장해 보자. 그리고 일주일에 적어도 한 시간 반은 운동 시간을 확보하여야 한다. 이것이 최소한이다. 일주일에 3일은, 30분 이상씩 운동해야 한다. 운동할 때는 숨이 좀 차도록 해야 한다. 한 시간에 십 리 걷는 운동량이니까.

파킨슨병은 신체적 활동이 점차로 감소하는 특징이 있다. 활동 감소의 경과는 나이가 들수록 움직임이 둔해지는 것은 일반인보다 좀 더 빠르고 훨씬 심각하다. 그렇기에 파킨슨병이 있다면 더욱 적극적으로 나의 운동 시간과 신체 활동량을 확보해 나가도록 모니터링하는 것이 매우 중요하다.

10.

뇌신경 증강 운동 5가지 원칙

① 강도 높은 활동은 신경 세포 간의 활동을 최대화시킨다.

② 단순한 것보다 복합적인 활동이 더 좋다.

③ 자신에게 스스로 상을 주어라. 보상이 있는 활동은 도파민 레벨
을 올린다.

④ 도파민 신경은 움직임에 반응한다. 운동하면 도파민 신경이 사
용될 것이요, 움직이지 않으면 도파민 신경은 죽게 될 것이다.

⑤ 초기 단계부터 시작해라. 파킨슨 진행을 느리게 할 것이다.

폭스 박사 등은 파킨슨 환자에서 뇌신경의 가소성을 높이기 위한
운동의 원칙 다섯 가지를 위와 같이 제안하였다. 뇌신경 가소성이란,
조금 어려운 개념이긴 한데, 아주 쉽게 말하자면 '신경계 스스로 변화
시키는 능력'이다. 한자로 可塑性 즉, 옳을 가, 흙 빚을 소, 성품 성을
쓴다.

찰흙을 빚어서 멋지게 기린을 만들었다. 그런데 동생이 달려오더니 기린 목을 뎅강 잘라 놓고 도망친다. 화가 나서 씩씩거리며 찰흙을 다시 조물조물 빚어서 기린 목을 이어 붙인다. 다시 만들다 보니 그새 찰흙이 마른 부분이 있어 목이 짧아졌다. 기린보다는 말처럼 만들어졌다. 만약 찰흙이 모두 말라서 굳은 상태라면 기린 목을 이어 붙이기 어려울 게다. 하지만 여전히 찰흙이 말랑말랑한 상태라면 손상된 부분을 다시 만들 수 있다. 즉, 가소성이 있는 것이다. 신경 가소성은 경험이나 손상에 반응하여 기능적으로 혹은 구조적으로 스스로를 변화시키는 신경계의 능력을 일컫는다. 노화, 환경변화, 질병 등에 적응하기 위한 필수 요소이다. 신경 가소성이 좋을수록 뇌신경의 손상에 대한 적응 능력이 커질 수 있다.

파킨슨병의 치료 중 운동은 우리 뇌의 신경 가소성을 좋게 만든다. 그래서 도파민 뇌세포가 죽어 가는 파킨슨병 뇌에 변화를 일으킬 수 있다.

이왕이면 가소성을 더 크게 높이기 위한 운동을 하려면, 폭스 박사의 말에 귀를 기울여 보자.

① 강도 높은 운동 : 슬슬 하는 듯 마는 듯한 운동보다 강도 높은 운동이 뇌세포들 간의 상호작용을 더 크게 해 준다.
② 복합적인 활동 : 단순하게 반복적인 운동보다는 복합적인 운동

이 뇌세포의 구조적 적응을 더 촉진시킨다.

③ 보상 : 경기를 해서 이기거나, 운동함으로 어떠한 보상이 주어진 다면 뇌의 도파민 레벨이 올라가고, 그것이 학습/재학습 고리를 향상시킨다.

④ 움직임과 도파민 신경 : 도파민 신경 세포는 운동에 매우 민감하 게 반응한다. 그래서 운동함으로 도파민 신경 세포를 쓰느냐, 아 니면 움직이지 않아 도파민 세포를 잃어버리느냐의 문제이다.

⑤ 당장 시작하자 : 파킨슨병 초기부터 운동한다면, 파킨슨병 진행 이 그만큼 느려질 것이다.

파킨슨병에서의 운동은 바보온달을 가르친 평강공주다. 온달은 평 강공주를 만나기 전에는, 그저 동네 바보였다. 평강공주는 온달과 결 혼하여 온달을 훈련시킨다. 온달 자체가 변한 것은 없다. 타고난 유전 자도 태어날 때부터 똑같고, 뇌세포 수도 똑같다. 하지만 그는 달라졌 다. 왜냐하면 학습을 통하여 뇌세포들은 더욱 활기차졌고 뇌세포들 끼리 서로 주거니 받거니 하면서 반짝반짝 빛나게 된다. 튼튼하고 건 장한 육체였으나, 말도 타지도 못하고, 활도 못 쏘던 그를 운동 훈련 을 통하여 잠자고 있던 뇌의 도파민 세포들을 깨운 것이다. 평생 바보 였던 그의 단단한 뇌도 멋지게 활동하게 된다. 쓰지 않았다면, 온달의 뇌는 죽을 때까지 바보로 있었을 것이다.

파킨슨병 혹은, 퇴행성 질환은 뇌세포가 죽어 가는 병이다. 쓰지 않는다면 계속 죽을 것이요. 잘 어루만지고 쓴다면 남아 있는 뇌신경들이 일하기 시작한다. 우리에게 평강공주는 운동이다.

뇌신경을 깨우는 운동의 5가지 원칙

열심히 하세요.

복합적인 운동을 하세요.

칭찬받고 상을 받으세요.

운동하면 뇌도 운동하고, 멈추면 뇌는 죽어 갑니다.

초기부터 시작하세요. 진행이 느려질 것입니다.

11.

재활 치료의 목표

파킨슨병의 1차 치료는 약물이다. 그리고 또한 중요한 것은 운동이다. 운동 치료에 대하여 더 자세히 알기 원한다면, 재활의학과의 도움을 받으면 좋다. 유럽 임상 진료 지침에 파킨슨병 환자 재활의 전반적인 목표가 나와 있다. 재활 치료의 목표는 개인의 기능적 및 환경적 요인을 고려하여 환자의 활동, 참여 그리고 삶의 질을 최적화하는 데있다. 재활 치료는 환자의 신체 기능이 어떠한지, 환경적 요인이 어떠한지를 파악하고 능력을 최대화해서 일상생활에서 잘 지낼 수 있도록 하게 해 준다.

재활의학과에 방문하게 되면, 본인의 상태에 대하여 점검을 받고그에 맞는 치료를 시작하게 된다. 중추신경계발달재활치료(NDT)는 숙련된 치료사와 1:1로 훈련받는다. 한쪽으로 위약감이 있거나 운동능력이 떨어져 있다면 근력 강화 훈련을 한다. 걸음 장애가 있는 경우

치료사와 함께 보행 훈련을 한다. 균형감각을 향상시키기 위한 운동도 진행한다. 그리고 필요한 보조기가 있다면 구입하고, 보조기와 함께 생활하는 연습도 한다. 훈련의 내용은 사람마다 다를 수 있다. 이것이 가장 큰 장점이다. 개인의 능력에 따라 부족한 부분을 잘 채울 수 있을 테니까. 1:1 중추신경계발달치료 외에도 여러 명이 같이 유산소 운동도 진행한다.

재활 치료에서 또 하나 중요한 것은 '작업 치료'이다. 작업 치료에서는 일상생활에 필요한 동작을 연습한다. 예를 들어 미세 운동 동작이 어려워 젓가락질이 힘들 때는 이 훈련을 한다. 보드게임도 하고 역할극도 하면서 인지 훈련을 한다. 이 역시 개인적인 필요에 따라 다르게 진행한다. 연하 재활을 한다. 파킨슨병은 연하곤란이 생기면서 음식 먹을 때 사레가 종종 들릴 수 있다. 삼키는 능력을 향상시키고 연하곤란이 있는 상황이라도 사레가 덜 걸리게 훈련을 받는다. 그리고 언어 치료도 재활 치료의 일부이다. 음성이 작아지고 발음이 부정확해지는 것을 훈련을 통해 의사 전달력을 강화시킨다. 이처럼, 재활 치료는 운동 능력부터 일상생활 능력까지 삶의 전 부분을 다룬다. 총체적인 치료라고 할 수 있다. 그리고 철저히 개인에 따라 다르게 진행된다.

2020년 대한뇌신경재활학회에서 발표한 '파킨슨병 환자의 재활 치료에 대한 전문가 합의 권고안'에 파킨슨병의 재활 치료의 목표 설정에 대하여 잘 나와 있다. 파킨슨병 환자의 재활의학적인 접근에는 파킨슨병의 진단과 진행단계에 대한 확실한 파악이 선행되어야 하며, 이를 통해 개인별 맞춤형 재활 치료의 목표를 설정하여야 한다.

재활 치료는 '나무를 보면서 숲도 보는 치료'라고 할 수 있다. 환자의 불편한 동작 하나하나 관심을 가질 뿐 아니라 환자의 직업, 사회적 여건, 집안 환경까지 생각한다. 그래서 더 나은 삶을 영위할 수 있도록 하는 것이다. 많은 분들이 재활의학과도 방문하고, 재활 치료를 꾸준히 병행했으면 좋겠다.

"재활의학과는 언제 방문하는 것이 좋을까요?"
"언제 재활 치료를 시작하여 언제까지 해야 하나요?"

정답은 진단받은 즉시 방문하는 것이 가장 좋을 것이다. 그렇지만 아주 초기 진단받을 당시에는 생활에 큰 불편함이 없기 때문에, 대부분은 재활의학과를 가지는 않을 것이다. 현실적으로 재활의학과 치료를 적극적으로 고려하는 시점은, 보행장애가 생기기 시작하면서부터다. 걸음걸이가 불편해지면서 이에 대한 교정을 위하여 전문적인 치료를 생각하게 된다. 앞의 장에서 설명한 여러 연구 결과들을 종합해 볼 때, 운동의 시작은 이르면 이를수록 좋다. 물론, 이 운동이 반드시 재활의학과에서만 할 수 있는 것은 아니다. 어떤 방식으로든지 운동은 시작하되, 걸음 이상 증상이 시작된다면 재활의학과를 방문해서 전문적인 재활 치료를 의논하는 것이 좋다.

12.

좋은 재활 치료는 어떤 모습일까?

재활 치료에는 목표가 있다. 앞의 장에서도 설명한 것처럼, 개인의 기능적 및 환경적 요인을 고려하여 환자의 활동, 참여 그리고 삶의 질을 최적화하는 데 있다. 재활 치료는 환자의 신체 기능이 어떠한지, 환경적 요인이 어떠한지 파악하고 능력을 최대화하며 일상생활에서 잘 지낼 수 있도록 하게 해주는 것이 목표이다. 그렇다면 이러한 목표에 잘 부합하는 재활 치료는 어떤 모습일까?

첫 번째, 환자 맞춤형이다.

두 번째, 다각적인 분석이 필요하다.

세 번째, 반복적인 목표 설정이 필요하다.

환자 맞춤형 재활 치료

파킨슨병 환자들은 '뇌신경발달재활치료'를 받게 된다. 이는 환자의 신체적 문제가 '뇌'로부터 기원하기 때문에, 단순 재활보다는 조금 더 복잡한 치료의 종류이다. 뇌는 우리 몸을 총괄하는 센터로서 뇌의 문제는 몸의 다양한 곳에서 정신적으로, 혹은 신체적으로 영향을 주게 된다. 재활 치료의 가장 큰 장점은 환자들의 다양한 증상을 그들에게 맞추어 치료할 수 있다는 것이다. 1:1로 치료사가 배정되고, 치료사는 환자의 상태를 면밀히 관찰한다. 그리고 환자 개인에게 맞는 치료로 시작하게 된다. 내 몸의 상태에 따라 과외를 받는 것과도 같다.

파킨슨병은 진단명은 같을지라도 환자마다 나타나는 증상은 참으로 다양하게 나타난다. 한 환자는 가장 힘든 것 중 하나가 목소리가 잘 나오지 않는 것이다. 뭉개지듯이 말을 하게 되고 목소리도 작아졌다. 사람들과 말을 하다 보면 상대방이 무슨 말이냐고 자꾸만 되묻는다. 이 환자는 발성과 언어 치료를 위주로 치료를 받게 된다.

걷는 것이 유독 힘든 사람들이 있다. 팔다리의 힘은 나쁘지 않은 것 같은데, 균형을 때때로 잃는다. 앉아서 컴퓨터 일을 하려면 손으로 미세한 동작을 잘해야 하는데, 때로는 손 떨림이 가장 스트레스이기도 하다. 이렇게 사람마다 파킨슨병의 증상은 다양하고 상황에 따라 증상이 다르게 나타난다.

환자마다 다양한 개별적인 요구에 부합되는 것이 재활 치료이다. 큰 틀 안에서 원칙을 가지고 진행하지만, 환자 개인에 따라 다양하게 적용할 수 있다. 마치 양장점에서 내 옷을 맞추듯이 말이다.

다각적인 분석과 다학제 치료

두 번째로 이상적인 재활 치료를 하려면 환자를 다각적으로 분석하는 것이 필요하다.

도화민 씨의 다학제 치료 예

75세 도화민 씨는 17년 전 파킨슨병을 진단받았다. 5년 전까지는 집안 살림도 다 하고 친구들도 만나며 잘 지냈었다. 3년 전부터 걸음이 더뎌지기 시작했고, 작년부터는 부쩍 넘어진다. 3개월 전부터는 움직이려 하지 않고 일상생활조차도 어려워하여 운동센터에 방문하게 되었다. 환자를 진찰하고 몇 가지 문제 사항을 정리하여 보았다. 환자가 걸음 걷기를 부쩍 힘들어하는 것은, 파킨슨병이 그동안 진행하였기 때문이기도 하다. 그런데 환자는 심한 우울감이 있었다. 의욕이 매우 떨어지다 보니, 몸을 움직여 일상생활을 하는 것 자체가 힘들었다. 식욕도 떨어졌고 식사가 부실해져서 일부 영양 상태가 저하되어 있었다. 근육량 소실이 많았다.

도화민 씨의 치료 계획은 이 모든 면들을 아우르게 된다.

첫 번째로 파킨슨병 자체가 진행했으니 그에 맞는 파킨슨 약물을 처방한다.

두 번째, 먼저 영양 상태에 대한 상담을 진행하였다. 혈액 검사를 통하여 부족한 성분을 파악한다. 근육량을 증가시키기 위한 식사 계획도 세운다. 필요하다면 영양제도 섭취한다. 무엇보다 식사를 잘해야 하니, 고른 영양 섭취를 위하여 주위의 도움이 절실히 필요할 것이다.

세 번째, 우울증 치료는 매우 중요하다. 우울증의 원인은 다양한데 파킨슨병 자체로도 우울증이 생길 수 있다. 우울증은 신체 활동을 어렵게 하고 삶의 질을 뚝 떨어뜨리는 위험한 증상이다. 도화민 씨는 운동 치료와 함께 우울증 치료는 아주 중요한 치료 과정이다.

걸음걸이가 나빠진 것은 결과이다. 결과에 대한 원인은 하나 이상일 수 있다. 재활 치료는 신체 활동에 대한 트레이닝만을 위한 것이 아니다. 의학적, 사회적, 심리적 원인을 고려하여야 한다. 그것은 신경과뿐 아니라 재활의학과, 내과, 정형외과, 정신건강의학과 등 여러 측면에 관련되어 있을 것이다. 큰 병원일수록 진료과는 많이 나누어져 있다. 같은 과 내에서도 전공 파트가 세분화되어 있다. 병을 아주 깊고 자세하게 치료할 수 있는 큰 장점이 있다. 더불어 과를 초월한 넓은 시각이 역시 요구된다.

파킨슨병은 복합적인 증상을 보인다. 따라서 원인을 여러 측면에서 분석하여야 하고, 해결 역시 여러 요인을 고려해야 한다. 파킨슨병의 재활을 위하여는 여러 분야의 전문가들이 필요하다. 신경과뿐만 아니라 재활의학과 의사, 물리치료사, 작업치료사, 언어재활사, 영양사, 임상심리사, 간호사, 그리고 환자와 가족이 한 팀을 이루어야 한다. 이를 다학제 치료라고 한다. 전문가들은 자신의 영역에서 환자를 분석하고 다른 전문가들과 함께 호흡하며 재활 치료의 목표를 정하게 된다. 이렇게 설정된 재활 치료의 목표는, 개인의 기능적 측면뿐 아니라 환경적 요인도 고려하는 것이다. 환자와 가족의 영역까지 아우르며 환자에게 필요한 최선의 치료를 찾아 나가는 것이다.

반복적인 목표 설정

도화민 씨 치료 2개월 후.

도화민 씨는 식사 습관을 개선하였고, 우울증약과 파킨슨 약을 조절하였다. 그리고 본격적인 운동 치료도 시작하였다. 도화민 씨는 의료진이 예상했던 것보다 더 빨리 회복하였다. 재활 치료에도 열의를 보였고, 집에서도 스스로 운동도 하며 일상생활도 정상화되는 듯했다.

2개월 지났을 때, 도화민 씨는 더 이상 운동하기 어려우며, 또다시 침상에 누워 있을 수밖에 없었다. 원인은 무릎의 퇴행성 관절염 때문이었다. 식사량이 늘면서 몸무게도 늘었고, 열의에 차서 운동하다 보니 무릎에 무리가 간 것이다. 무릎은 퉁퉁 부었고 도화민 씨는 무릎 통증에 우울감은 더 심해졌다. 더 이상 걷고 싶어 하지 않았다.

파킨슨병은 진단받고 치료받은 후 끝나는 병이 아니다. 진단 이후 평생을 함께하여야 한다. 긴 진행 여정 속에 한 달 전과 오늘이 다를 수 있다. 재활 치료의 목표는 그때마다 달라져야 한다. 파킨슨병의 몇 단계에 속하는지, 어떤 문제들이 생기고 힘들어지는지에 따라 재활 치료의 목표와 내용이 수정된다. 환자를 파악하고 목표를 설정하는 작업은 환자에게 큰 변화가 있을 때는 당연히 이루어져야 한다. 큰 변화는 없더라도 3개월에서 6개월마다 환자를 자세히 평가해야 한다.

도화민 씨의 재활 치료는 달라졌다. 두 달 전과 비슷하게 못 걷지만, 내용과 원인이 달라졌기 때문이다. 일단 무릎 치료를 받아야 한다. 무릎 방사선 촬영을 한다. 염증과 부종을 가라앉히기 위해 주사도 맞고 약도 먹는다. 운동은 무릎에 무게를 덜 가게 하는 운동 위주로 설계한다. 또한 하지 근력 강화도 추가하게 된다.

파킨슨 재활은 철저히 환자와 가족 중심이다. 일차적으로 환자의 파킨슨 증상과 운동 기능을 평가한다. 그리고 환자가 가지고 있는 다른 질병, 사회적 환경과 가족의 역할 등이 포괄적으로 파악되어야 한다. 환자 맞춤형, 다각적 분석과 여러 분야의 전문가들이 팀을 이룬 다학제 치료, 그리고 목표의 반복적인 수정이 이루어질 때 재활 치료가 큰 효과를 볼 수 있다.

13.

재활 치료의 한계

"아이고, 선생님. 현실에 맞지 않는 얘기하지 마세요. 파킨슨병인데 운동할 수 있는 재활 센터 찾는 것이 얼마나 힘든 줄 아세요?"

우리나라는 세계에서 둘째가라면 서러울 정도로 좋은 의료 환경이 큰 자랑이다. 병원을 참 쉽게 드나들 수 있는데 예상외로 재활 치료를 받고 있는 파킨슨병 환자들은 그리 많지 않다. 나는 파킨슨병 환자를 진료하면서 운동의 중요성에 대해 강조한다. 그러다 보니 정작 우리 환자들이 재활 치료받는 것이 참 어려운 현실이란 걸 너무도 잘 안다. 그래서 마음이 아프다. 왜 이렇게 재활 운동 치료받기가 어려울까, 고민하고 또 고민해 보았다.

파킨슨병은 진행하는 질환이다.

신경과에 속한 병들은 재활 치료가 필요하다. 그중에 뇌졸중은 한쪽 팔과 다리가 마비되기도 하고, 언어장애가 생기기도 한다. 뇌경색 급성기 치료 이후엔 재활 치료가 정말 중요하다. 또한 척수에 이상이 생겨 하지마비가 생겼다면 일상생활 복귀를 위한 재활 치료는 필수다.

그런데 이러한 병들의 특징은 병이 발생했을 때가 가장 심한 상태다. 예전에는 중풍이라고 불렸던 뇌졸중은 갑자기 생기는데, 발생 당시에 상태가 가장 위중하다. 일주일은 신경계 집중 치료실에서 치료하며, 이후엔 본격적인 재활 치료가 시작된다. 후유증이 남기도 하지만, 재활 치료를 하면서 근력, 인지, 언어 등이 많이 회복된다. 입원치료 후에는 외래로 연결되어 자연스럽게 재활 치료를 이어서 받게 되고 점차로 좋아지면 재활 치료도 종료하게 된다.

국가에서 재활 치료에 대한 기준을 세웠는데 그것은 '발병일' 기준이 된다. 상황에 따라 다르긴 하지만, 뇌신경 질환의 경우 대체적으로 발병일로부터 6개월까지는 적극적인 재활 치료를 하도록 제도적으로 보장한다. 그 후 2년까지도 입원 환자의 경우, 하루에 두 번씩 중추신경발달재활치료를 받을 수 있다. 2년, 5년이 경과하면 받을 수 있는 재활 치료가 제한된다. 발병일이 오래될수록 재활 치료의 효과는 적다고 판단하기 때문이다. 그것은 옳은 판단이다. 적어도 뇌졸중이나 척수 질환에서는 그렇다.

그런데 파킨슨병은 조금 다르다. 진단 당시의 상태가 가장 양호할 때이다. 그리고 시간이 지나면서 여러 가지 운동증상들이 본격적으로 나타나기 시작한다. 처음부터 보행장애가 있을 수도 있지만, 대부분의 경우, 초기에는 불편함이 그리 크지 않다. 정작 우리 환자들이 재활 치료의 요구가 커질 때는, 이미 발병일이 많이 경과된 터라 뇌졸중 환자들처럼 집중적으로 재활 치료를 받기가 어렵다.

"그렇다면 처음 진단받을 때부터 열심히 재활 치료받으면 되잖아요?"
그런데 초기 파킨슨 환자들은 일상생활에 어려움이 거의 없는 경우가 많다. 약간의 증상으로 진단을 받았지만 사회생활과 일상생활을 그대로 유지할 수 있다. 그러니 재활의학과를 방문하는 경우가 적으며, 방문한다 해도 경미한 증상으로 치료의 목표를 잡기가 어려워 '좀 더 심해진 뒤에 시작하시죠.'라는 말을 듣기도 한다.

전문적인 파킨슨병 재활 센터를 찾기 어려운 점도 있다.

"어디서 재활 치료를 받을 수 있나요?"
라고 환자분들이 종종 묻는데, 사실 쉽게 대답해 드리기가 어렵다. 뇌신경 재활을 담당하는 병원은 많은데, 그곳도 입원 환자 위주로 되어 있는 곳이 대부분이다. 집에서 외래로 왔다 갔다 하며 치료받으려면 많이 기다려야 하는 불편함이 있다. 치료 순서를 대기하면서 많은 수의 환자들이 포기하기도 한다. 그래서 많은 경우 약물치료는 신경과에서 받으면서, 약물치료 이외에는 제도권 밖을 기웃거리게 된다.

인터넷 검색창에 '파킨슨병', '파킨슨병 치료', '파킨슨병 운동' 등을 검색해 본 적 있을 것이다. 많은 예가 대체 의학 사이트가 광고로 검색된다. 이 모든 것들이 효과가 없다는 것은 아니다. 비용은 매우 높을 터인데, 일부는 과장된 광고로 환자들을 현혹하기도 한다. 진심으로 파킨슨병 환자의 절박한 심리를 이용하는 마케팅에 이용당하지 않았으면 한다.

제도를 보완하고 파킨슨운동 전문센터가 필요하다.

우리나라는 훌륭한 의료 시스템을 가지고 있다. 재활 치료도 매우 뛰어나다. 다만, 파킨슨병은 독특한 특징이 있으니, 그에 맞추어 조금 보완되면 좋겠다. 파킨슨병 재활은 개인의 특성에 대하여 다학적 접근을 해야 한다. 파킨슨병의 성상을 잘 이해하여 각각의 단계마다 필요한 운동 재활 치료가 개인에 맞게 진행될 수 있는 센터가 있다면 참 좋겠다. 환자를 위하여는 제도권 의료 시스템에서 그 답을 주어야 한다. 모든 신경과 의사들의 큰 꿈이기도 하다.

언젠가는 제도가 보완되고, 파킨슨병 운동 전문센터도 우리 집 옆에 생길 수 있다. 하지만 시간과 재정이 많이 소요되는 일이다. 바꿔기만을 기다릴 수는 없는 노릇이다. 다행인 것은 운동은 어디서든 할 수 있다는 것이다. 완벽한 제도와 멋진 센터는 없어도 운동은 충분히 할 수 있다. 다만 운동을 어떻게 하면 좋을지에 대한 가이드를 자세히 받으면 도움이 될 것이다.

14.

그럼에도 불구하고, 운동하기!

파킨슨병에서 재활 치료는 어떤 목표를 가지는지 이상적인 재활 치료에 대하여 설명해 보았다. 읽으면서 조금 답답했을 것이다. 현실과 동떨어진 얘기 같고 재활 치료받기도 녹록지 않다. 또한 각 분야의 전문가들이 나에게만 집중하면 좋을 텐데…. 나를 현미경 보듯 잘 좀 관찰해 주었으면…. 그러나, 현실은 진료실에 앉기 무섭게 진료가 끝나곤 한다. 내게 무슨 문제가 있다고 말할라치면, "그러세요? 그러면 소화기내과에 가 보세요."라며 그런 얘기는 해당 과에서 하라고 한다.

만일 병원에서 나에게 딱 맞는 재활 운동 치료를 받을 수 없다고 한다면, 어떻게 해야 할까?

코로나 바이러스가 온 세계에 퍼지면서 아이들이 학교에 가지 못하는 날이 많았다. 고3이라 대학 시험은 보아야 하는데 학교는 문을 닫았으니, 학생은 어떻게 해야 할까? '신난다, 이때가 기회다' 하고 집에서 노는 아이가 있을 것이고, 학교는 못 가도 집에서 작정하고 공부하는 친구도 있을 것이다. 어떤 학생이 현명한가?

병원에서 재활 치료를 받는 큰 목적은, 병원 외에 내가 실제 생활하는 곳에서 더 잘 지내기 위해서이다. 병원에 있는 시간은 제한되어 있다. 병원에서 재활 치료를 잘 받는다 하더라도 집에서 나름의 운동은 꾸준히 해야 한다. 학교에서 배운 것을 집에서 연습하며 내 것으로 만들어야 된다. 어떤 면에서는 집에서 혼자 열심히 독학한 친구들이 더욱 내실 있는 공부를 하며 큰 지식을 갖는 경우도 많지 않겠는가?

운동은 생활이 되어야 한다. 나의 루틴이어야 한다. 익숙한 내 공간에서 운동을 시작해 보자. 내게 알맞은 운동을 꾸준히 해 간다면, 그것만큼 좋은 시간이 있을까? 병원에서 운동 코치를 제대로 못 받아서 아쉬울 수 있다. 그렇다고 포기하지 말자. 이 책을 찬찬하게 읽고, 나를 점검하면서 나만의 운동 프로그램을 충분히 만들 수 있을 것이다. 보호자들의 도움이 있다면 더욱 좋을 것 같다. 함께 공부하면서 일단 운동을 시작해 보자. 현실의 어려움에 절망하지 말고 지금 내가 할 수 있는 것을 선택하였으면 좋겠다.

그래서 나는 이 책을 쓰기 시작했다. 허리를 굽히기만 하면 보석을 주워 담을 수 있는데, 집게가 없다고 망설일 필요가 없기 때문이다.

"자, 이제부터 저와 함께 파킨슨병에 대하여 공부해 가며 어떻게 운동할지 계획을 세워 보겠습니다."

"포기하지 마시고 끝까지 함께해 주세요!"

Part 4

나에게 맞는 운동 디자인하기

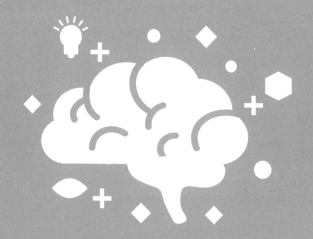

1.

파킨슨 씨, 우리 함께 걸어요

박희순 씨, 운동을 시작하다

나는 본디 정확한 것을 좋아해서 논리적이지 않으면 잘 믿지 못한다. 파킨슨병에서 운동이 유익하냐 물었더니, 김 교수는 내 질문을 허투로 듣지 않은 것 같다. 김 교수가 파킨슨병과 운동에 대한 여러 논문 자료를 주었다. 덕분에 오랜만에 공부를 했다.

"아니 요즘 무슨 공부를 그렇게 열심히 하세요?"
아내가 신기한 듯 묻는다.

"파킨슨병에 운동이 얼마나 중요한지에 대한 공부예요."
그러자 아내가 깔깔대며 웃는다.

"운동이 중요하면 운동을 해야지, 운동에 대한 공부만 해서 되겠어요?"
아내 말이 맞다. 운동이 중요하다는 결론인데, 나는 엉덩이 붙이고
앉아 있기만 했구나 생각하니 나도 웃음이 난다.

"김 교수님, 운동을 시작하고 싶습니다. 나에게 맞는 운동을 어떻게
시작해야 할까요?"

"정말 좋은 질문이에요. 나에게 맞는 운동은 쉽게 시작하는 법. 그것
은 일단 걷는 것입니다. 단순하게 시작해 보세요."

그래, 걸어 보자. 걸어 보자. 그렇게 시작하라니 일단 해 보자.
파킨슨. 파킨슨병이라고 했지. 낯선 영국 남자 이름이 이젠 나와 평
생을 함께하는구나. 나는 파킨슨 씨에게 손을 내밀어 본다.
"파킨슨 씨, 우리 함께 걸어 봅시다."

운동 시작하기

지난 제3장은 지루하고 어려운 내용이었을 수 있다. 대충 넘겨도
좋다. 한마디로 요약하면 파킨슨병에서 운동은 매우 중요하다는 것
이다. 이 책을 모두 다 읽고 꼼꼼히 계획을 잘 짜서 운동을 시작해도
좋다. 하지만 멋진 계획보다 더 중요한 것은 '일단 시작하는 것'임을

강조한다. 먼저 자리에서 일어나서 운동을 시작하자. 그리고 책을 참고하면서 자신에게 맞는 운동으로 수정해 나가 보자. 그렇다면 운동은 어떻게 시작해야 하는 걸까?

운동의 첫걸음, 일단 걷기

나에게 맞는 운동을 쉽게 시작하기는 '걷는 것'부터이다. 어떤 부담도 없이 걸어 보자. 매일 꾸준히 걷는 것이 운동의 첫걸음이다. 매일 걷기로 하고 오늘 걸었다면 이미 운동 치료가 시작된 것이다. 꾸준히 걷기 위해 몇 가지 사항들을 조언드린다.

첫 번째, 직장에 다니듯 운동하세요.

지금 직장에 다니는가? 아니면 퇴직했는가? 직장에 다니지 않는다면, 예전 직장 다닐 때 생각 한번 해 보자. 특별히 큰일 아니면 여간해서 직장을 빠지지 않는다. 늦게까지 회식하고 난 다음 날에도 어김없이 서류 가방을 챙겨 집을 나선다. 책임감이다. 우리나라가 이렇게 발전할 수 있었던 것도 평범한 우리 국민들이 성실히 삶의 일터에 임했기 때문이다. 운동은 이제 새로운 직장이다.

직장 다녀 본 적 없다고? 그렇다 해도 우리는 늘 성실함이 삶의 기본이었다. 예전 우리 어머니들은 아침마다 아이들 학교 도시락 싸는 것으로 하루를 시작했다. 그땐 요즘처럼 학교 급식이 어디 있었나? 야간 자습까지 밤늦게 오는 아이들 뒷바라지는 어머니 몫이었다. 우리 집은 딸 셋에 아들 하나, 대가족이었다. 우리 어머니는 아침이면 점심, 저녁까지 아이들 네 명의 도시락을 주방에 쫙 펼치고 열심히 도시락을 싸 주셨다. 어쩜 그리 하루도 빠지지 않고 도시락을 준비하셨는지. 그때를 기억해 보자. 맛난 고기반찬은 없어도 애들 굶을세라, 도시락 싸 주기 위해 매일 새벽에 일어나셨다.

이제는 운동 시간을 생각할 때, '나를 위한 하루 도시락 싸는 시간이다' 생각해 보자. 남편 출근시키고, 애들 학교 보내려 제일 먼저 일어나 하루를 시작했던 우리 어머니들처럼, 장마로 도로가 침수되는 날이나 진눈깨비가 함박눈이 되는 날에도 양복을 입고 직장을 다녔던 우리 아버지들처럼. 우리들의 의지를 이제는 운동 출근으로 써 보자. 우리는 운동을 직장 다니듯 책임감을 가지고 할 것이다.

두 번째, 운동 시간을 정하고 알람을 맞춰 놓으세요.
직장은 출근 시간이 있다. 운동도 출근 시간을 정하자. 아침 9시 어떨까? 오전에 이런저런 일로 바쁘다면, 저녁 식사 빨리하고 저녁 7시도 좋다. 시간을 정하고, 이 시간은 이제 여러분들의 운동 출근 시간이다. 직장 생활을 하고 있다면 직장 끝난 뒤 저녁 식사 후의 시간이 제일 좋다. 다만 사회생활로 방해받지 않을 시간을 선택해 보자. 모임

약속을 할 때도, 이 시간을 피해서 한다. 바쁜 일들도, 이 시간만큼은 미뤄 두자. 그렇다. 이제 이 시간은 우리가 운동을 우선순위로 놓은 시간이다.

직장 나가는 시간에는 전날 제사를 지내 밤늦게 돌아왔어도 다음 날 아침 으레 가방을 들고 출근했었다. 애들 어릴 때 기억나는가? 아기가 밤새 아파서 같이 밤을 새워 눈이 천근만근, 그래도 출근했었다. 전날 부부끼리 투닥거리며 싸웠을지라도, 다음 날 아무 일 없었다는 듯, 씩씩하게 출근했다. 자, 이제 우리는 나만을 위한 파킨슨운동센터에 취직했다. 피치 못할 사정이 아니라면, 이 시간에는 운동 출근을 해 보자.

그런데 아무리 운동을 직장 가듯 한다 해도 사람이 깜빡 잊을 때가 있다. 그래서 반드시 해야 할 일은, 핸드폰에 알람을 맞춰 놓는 것이다.

나만의 운동 시간을 정했으면 지금 바로 핸드폰을 꺼내자. 운동 시작 10분 전으로 알람을 매일 맞춰 놓는다. 무슨 일을 하다가도 알람이 울리면, '아하, 운동 출근이구나' 생각하자. 알람이 울리면, 일단 나가야만 한다.

세 번째, 나가서 걷습니다.

알람이 울리면 운동화 신고 나간다. 어디로 가든 상관없다. 어느 동네에나 걷기 좋은 길들이 있다. 곳곳에 있는 공원, 아파트 한 바퀴 도는 것도 참 좋다. 목적지가 있어도 좋고, 없어도 괜찮다. '나가서 걷는 것'이 우리의 목표이기 때문이다.

"아니, 실내에서 운동하면 안 될까요?"
"꼭 나가서 걸어야 할까요?"

"네. 시설 좋은 운동센터나, 집에서 운동하는 것도 아주 좋지요. 그런데 이왕이면 밖에서 걷는 것을 더욱 추천드립니다."
"바깥에서 걸으면 유익한 점이 참 많습니다."

밖에서 걸을 때의 유익

첫 번째는 햇빛이다. 햇빛은 축복이다. 실내에서 주로 생활하는 현대인들에게 햇빛은 보약이다. 햇빛은 비타민 D와 연관되며 뼈를 튼튼하게 해준다. 우리 몸의 면역력도 키워준다. 특히 이른 아침에 햇빛을 쬐면, 밤잠을 잘 잘 수 있다. 이를 광치료라고 한다. 밝은 햇빛을 쬐면, 우울증도 예방된다. 햇빛이 가득 비치는 세상을 상상해 보자. 생각만으로도 기분 좋아지지 않나? 햇빛은 신이 인간에게 준 보석 같은 선물이다.

두 번째는 교감이다. 밖으로 나가면 자연과 교감하게 된다. 사계절의 변화를 직접 몸으로 느낀다. 봄이 되어 한들한들 바람이 불고 연두

색 싹이 돋는다. 겨우내 얼었던 땅은 폭신폭신해진다. 여름, 조금만 걸어도 흠뻑 땀에 젖으면 나무 그늘에 잠시 쉬어 간다. 바람이 분다. 송글송글 이마에 맺힌 땀을 시원히 가져간다. 새들이 노래한다. 계절의 여왕 가을은 더할 나위 없다. 세상이 화려하게 변해 간다. 높은 가을 하늘. 겨울도 아름답다. 겨울바람에 내 살을 에는 듯하고, 버석하게 말라 버린 나뭇가지들, 찬바람에 더욱 강인해지는 중일 것이다. 거리에는 사람들과 애완동물도 있다. 아이들이 깔깔거리며 웃는 소리, 제각각의 모습으로 다니는 사람들을 스쳐 지나가는 것만으로도 '내가 살아 있구나'를 느끼곤 한다. 이 사회에서 나의 존재감은 소중하다. 밖으로 나가면, 위대한 자연 그리고 우리 사회와 교감할 수 있다.

세 번째는 총체적인 일상생활 능력 훈련이 된다. 야외에서 걸으면서 시각, 청각, 촉각 다각적인 자극은 뇌기능을 향상시킨다. 이러한 자극들이 감정과 함께하면 기억력 향상에도 도움이 된다. 각종 자극은 신체 반응성을 좋게 한다. 길을 가다 보면, 물웅덩이도 만나고 돌부리는 피해 가야 한다. 앞에서 다가오는 자전거를 보면 한쪽으로 피해 준다. 단단한 길을 걸을 때와 질퍽한 곳을 걷는 것은 다르다. 넓은 길과 좁은 길을 걸을 때 나의 신체는 어떻게 반응해야 하는지 습득한다. 비 오면 우산 들고 걷는다. 비가 그치면 우산을 접는다. 힘들면 벤치를 찾아 앉는다. 앉고, 일어서고, 신발을 다시 신고, 걸어가는 것, 이 모든 것은 일상생활 능력이다. 운동을 하고 재활 치료를 하는 것이 일상생활 능력을 향상시키기 위함이다. 밖에서 걷다 보면 이 훈련을 자연스럽게 하게 된다.

내가 존경하는 선배 의사 부부가 있다. 한국의 안락하고 안정된 삶을 버리고 의료 환경이 열악한 나라로 자원하여 가셨다. 그 나라를 위해 헌신하고 봉사하는 마음이었다. 한번은 오랜만에 한국에 들어와서 함께 만나기로 했다. 그런데 약속 장소까지 지하철 다섯 정거장이나 되는데, 그 거리를 걸어서 오셨단다.

"아니 왜요? 지하철 타는 것이 어려웠어요?"

"김 선생, 우리나라 거리가 얼마나 깨끗하고 아름다운지 모르지요?"
"가로수 나무들이며, 보도블록이며, 지나는 사람들. 이렇게 안전하고 상쾌한 길을 걷는 것이 너무도 행복해서, 아내랑 손잡고 걸었어요."

대답이 참 감동적이었다. 우리는 때때로 너무 가까이 있어서, 우리가 가진 값진 것들을 보지 못할 때가 있다. 우리에겐 참 익숙하고 대수롭잖아 보이는 길인데, 유심히 보다 보면 누군가의 정성과 헌신이 스며들어 있다. 작은 조형물과 예쁘게 깎아 놓은 나무들, 힘들 만한 곳에 놓인 의자. 의자에 앉아서 바라볼 때 보이는 꽃들. 조금 더 많이 걸으며 아름다운 세상을 감사함으로 누려 보자.

2.

파킨슨병에 효과적인 걷기 방법

기억하세요. 파킨슨에 효과적인 세 가지 걷기 방법.

① 숨차게 걷는다.
② 넓은 보폭으로 걷는다.
③ 양팔을 힘차게 흔들며 걷는다.

많이 걸으면 걸을수록 좋다. 이왕 걷는다면 좀 더 효과적인 방법이
좋겠다. 파킨슨병에 효과적인 걷기 방법은 무엇일까?

첫 번째, 걸을 때는 숨차게 걷는다.
많은 연구에서 빠른 걸음으로 걸을 때 좋은 효과가 있었다. 이전 장
에서 제시되었던 WHO의 권고도 참고한다면 '중등도 강도'의 유산소
운동을 한다. 중등도 강도란 빠른 걸음으로 한 시간에 4km 정도를 걷

는 것을 말한다. 빠른 걸음은 참 좋다. 하지만 주의해야 할 것은 우리 파킨슨 환자분들은 '속도' 욕심을 버려야 한다. 빨리 걸으려 하면서 자꾸만 자세가 흐트러지고 앞으로 쏠림 현상이 가중될 수 있기 때문이다. 자꾸만 발걸음이 빨라지는 현상도 파킨슨병의 증상이다.

빨리 걷는 것은 매우 좋은 운동이지만 머릿속에서는 '빨리' 보다는 '숨차게' 걷자고 생각하자. 숨차게 걷는다는 것은 의학적으로는 심박수 예비용량의 50~80% 정도를 말한다. 우리는 운동을 하면 심장이 빨리 뛰기 시작한다. 내 심장이 최대한 뛰는 횟수에서, 차분히 안정상태의 심장 박동수 차이가 심박수의 예비용량이다. 간단히 말하자면 가만히 쉬는 상태를 1, 최고로 심장 많이 뛰는 가장 힘든 상태를 5라고 본다면, 걷기는 3~4 정도의 강도로 적당히 많이 심장이 뛰게 운동한다. 숨이 차고 심장이 빨리 뛰지 않는다면 운동 효과는 많이 떨어진다.

두 번째, 넓은 보폭으로 걷는다.

파킨슨병의 걸음 특징은 걸으면 걸을수록 보폭이 작아진다. 종종걸음으로 걷는다. 걸으면서 일부러 보폭을 늘리는 연습을 한다. 걷는 기간 내내 보폭 넓혀 걸어도 좋지만 너무 지칠 수 있다. 걷기 처음에는 일부러 넓고 천천히 걷는 걸음으로 시작한다. 그리고 자연스럽게 걷다가 되돌아와서 걷기를 마무리하는 10분간도 넓은 보폭 연습을 한다. 보폭 넓혀 걷는 걸음을 서서히 늘려 본다.

짧은 보폭은 파킨슨의 특징이다. 자꾸만 보폭이 빨라지고 짧아지는 것은 당연하다. 특별한 생각 없이 걷다가 보폭이 짧아지는 것 같으면 잠시 멈춰 선다. 그리고 땅 위에 내 마음속으로 선을 하나 그린다. 그 앞으로 60㎝ 간격으로 선을 그리면서 그 선을 밟아 가는 연습을 한다. 실제 바닥에 그림이나 표시가 있다면 그곳을 활용해도 참 좋다. 널찍널찍 걸을 때 우리의 뇌도 더욱 자극된다고 한다. 이것은 추후 보행장애가 본격화되었을 때 시각적 힌트를 주며 걷는 기법이기도 하다.

세 번째, 걸을 때는 양팔을 힘차게 흔들며 걷는다.

전형적인 파킨슨병은 대부분 한쪽 팔다리에서 병이 시작한다. 떨림, 느려짐, 경직 현상이 한쪽이 유난히 심하다. 자연스러운 걸음에서는 생각하며 팔을 흔들지 않는다. 걸을 때 팔은 저절로 흔들리기 마련인데, 파킨슨병에서는 병이 있는 쪽의 팔 흔들림이 덜하다. 따라서 팔을 의도적으로 힘차게 흔들며 걷는다. 특히 병이 있는 쪽을 더욱 신경써서 팔을 움직여 본다.

정리하면, 양쪽 팔을 흔들며 보폭을 넓게 하여 숨차게 걷는다. 이것은 무의식적으로 걷는 것이 아닌, 의도적으로 두뇌를 쓰면서 걷는 인지 걸음이다. 생각하고 인지하며 걸으면 두뇌가 더욱 활성화된다. 걸으면서도 양쪽 몸의 균형을 잡으려 노력하게 된다. 중심 근육을 곧게 세워 주고 자세를 잡아준다. 하체 근력이 향상되면서 이에 따른 기립성 저혈압 같은 부작용도 예방된다. 무엇보다 걸으면 인지 영역이 더욱 활성화되면서 치매가 예방된다. 힘차게 걷는 날이면 자는 것도 한 결 편안해진다. 삶에 활력이 생기면서 우울함도 사라진다. 걸으면서 얻는 행복을 꼭 경험해 보길 바란다.

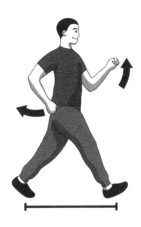

팔을 힘차게 흔들고 보폭을 넓게 하며 숨차게 걷기

　얼마나 걸어야 할까? 이 질문에 대한 답은 개인마다 참 많이 다르 다. 각자의 운동 능력이 다르기에 일반화시킬 수는 없다. 특히 처음 시작하는 것은 부드럽게 시작하면 좋다. 가면서 30분, 되돌아오는 데 30분. 천천히 가고 와도 괜찮다. 한 시간을 밖에서 걸으며 시간을 보 낸다. 강도와 시간은 앞으로 서서히 더해 나가면 된다. 걷는 것에 익 숙해진다면 앞서 말한 '양팔을 힘차게 흔들며, 보폭을 넓게 하여 숨차 게' 걸어 본다. 한 시간 내내 이렇게 걷기는 어려울 수 있다. 공원 초록 의자에서 가로등까지는 이렇게 걸어 보자고 정해 보고 그 구간은 뇌를 많이 쓰며 신경 써서 걷는다. 그리고 서서히 인지 걸음 영역을 늘려 가 본다.

한 시간가량 걷기는 힘들 수도 있다. 아니면 걷는 것 자체가 힘들 수도 있다. 그래도 괜찮다. 힘들 땐 벤치에 앉아 충분히 쉰다. 의자에 앉아서 햇볕을 쬐면서 지나는 자동차 구경도 하고 아이들 떠드는 소리도 들어 보라. 바람을 느끼고 차고 더운 기온을 느끼면서 세상이 흐르고 계절이 흐르는 것을 온몸으로 즐긴다. 이 자체만으로도 아주 훌륭한 운동이다.

"자, 어떤가요? 할 만한가요? 파킨슨병에서 어떻게 운동해야 할까. 너무 어렵게 생각하지 마세요."

"매일 직장 가듯이 시간을 정해서 밖에서 한 시간 걸어 봅니다."

"일단, 시작해 보세요. 세상과 교감하는 우리 삶을 참으로 활력이 넘치게 만들 거예요."

3.

나에게 맞는 운동 디자인 : 나를 이해하고 병을 이해하기

"걷는 운동 시작했습니다. 매일 한 시간씩, 어떨 땐 두 시간도 걷고 옵니다. 집 안에만 있다가 나가기 시작하니 삶에 활력이 생깁니다."

"집에 있을 때는 부정적인 생각이 계속되며 점점 더 위축되기 시작했거든요. 누가 내 걸음걸이 보며 흉보지 않을까 걱정이 되기도 했습니다. 걸을 때 떨리는 손이 부끄럽기도 합니다."

"그런데 그런 느낌은 잠깐이었어요. 오히려 운동 열심히 하라는 응원의 눈빛을 보내는 사람들이 더 많습니다. 사실 태반은 나의 모습이 어떻든 상관하지 않더라고요. 집 안에서 단절된 것 같았는데, 밖으로 나오니 정말 살아 있는 느낌이 듭니다."

"걷는 것이 좋긴 한데요. 좀 더 체계적으로 운동을 하고 싶습니다. 어떻게 하면 좋을까요?"

나에게 맞는 운동 디자인하기

규칙적으로 나가서 걷는 것을 시작한 여러분들, 정말 잘하고 계신다. 그런데 조금 더 체계적으로 운동을 하고 싶은 생각도 들 것이다. 이번 장에서는 나 스스로 내게 가장 알맞은 운동을 디자인하는 방법을 알아보자.

나에게 가장 적당한 운동을 디자인하기 위해서 필요한 첫걸음은 '나를 알고, 병을 아는 것'이다.

우리는 나에 대해서 잘 알고 있다고 생각한다. 맞는 말이다. 나만큼 나에 대하여 잘 아는 사람도 없을 것이다. 그런데 나에 대한 '앎'은 지극히 주관적이다. 운동을 하려면 나에 대하여 '객관적'으로 알아야 한다. 그런 다음에 주관적으로 나를 이해한다. 나를 객관적으로 안다는 것은 무엇일까? 다음 질문들에 대하여 하나씩 답해 보자. 머릿속으로 답하는 것이 아니고 직접 써 본다. 글로 써 내려갈 때 우리 생각들이 잘 정리가 된다.

"Nosce te ipsum(네 자신을 알라, 소크라테스)."

나만의 질병 분석 평가표 만들기

나의 파킨슨병 역사를 써 본다. 약간 막막할 수도 있다. 질문에 대한 답변을 생각하면 나의 병을 파악하는 데 매우 수월하다. 나는 파킨슨병을 언제 진단을 받았는가? 처음 병원에 갈 때는 어떤 중상이 있었을까? 지금은 어떤 중상이 있는가?

그리고 파킨슨병 이외의 병들에 대하여도 정리해 본다. 파킨슨병 외에 다른 질병이 있는가? 예를 들면, 당뇨, 고혈압, 고지혈증, 심장 질환과 같은 만성병이 있다면 적어 본다. 각 병에 대한 약을 정리한다. 이는 파킨슨 약과 파킨슨 이외의 약을 구분해 본다.

이제 나의 개인적이고 사회적인 역할에 대하여 생각해 본다. 나의 직업은 무엇인가? 내가 현재 꼭 해야 할 일들은 무엇일까? 현재 내가 개선하고 싶은 중상이 있다면 적어 본다. 그리고 내가 하고 싶은 일을 생각해 본다. 매일 할 수 있는 작은 일상의 일도 좋고 계획을 세워서 해야 할 큼직한 일도 좋다.

운동을 하다 보면 예전보다 못한 내가 보이고 점차로 심해지는 중상들이 있기에 실망한다. 위축된다. 다른 사람들이 볼까 창피하기도 하다. 지속적으로 하기가 참 힘들다. 하지만 파킨슨병을 가지고 있을 때 운동은 취미가 아니다. 운동은 치료를 하고 파킨슨병을 호전시키며 나은 경과를 갖게 하기 위한 필수적인 치료이다. 부차적인 감정에 동요하지 말고 굳은 의지를 가지고 시작해 본다. 그리고 나의 질병과 중상에 대하여 한번 써 내려가 보자. 들국화 님의 평가표도 참고하면서 나만의 질병 분석 평가표를 써 본다.

년 월 일 님 질병 분석 평가표	
진단일	
처음 증상	
현재 증상	
다른 질병	
파킨슨병 약	
다른 약	
직업	
해야 할 일	
하고 싶은 일	
개선하고 싶은 증상	

2023년 7월 2일 들국화 님 질병 분석 평가표

진단일	2016. 3.
처음 증상	왼손 손떨림
현재 증상	손떨림, 손이 느려짐, 보폭이 작아지고 빨라졌다. 등이 굽는다.
다른 질병	고혈압, 당뇨, 고지혈증, 무릎 퇴행성 관절
파킨슨병 약	퍼킨 100/25mg 하루 세 번, 리큅정 2mg 하루 세 번
다른 약	매일 아침 : 혈압, 당뇨, 고지혈증 약 밤 : 수면제 가끔 : 퇴행성 관절 약
직업	주부
해야 할 일	집안 살림, 남편과 아들 식사 챙기기, 손주 가끔 봐주기
하고 싶은 일	요리, 그림그리기, 여행
개선하고 싶은 증상	걸음 증상, 불면증, 우울감

4.

진행 단계별 운동 목표와 주의 사항

파킨슨병은 서서히 진행된다. 호엔야 단계로 1단계부터 5단계까지 있다. 나는 몇 단계인지 대략적으로 파악한다. 나의 진행 상태를 평가한다는 것은 괴로운 작업이다. 하지만 내가 할 수 있는 것들을 찾아서 누릴 수 있는 기회가 된다. 내가 취약한 것을 파악해 보고 그 부분을 중점적으로 훈련할 수 있을 것이다.

파킨슨병의 진행 : 호엔야 단계

1단계 : 느려지거나 떨리는 증상이 한쪽에만 있다.
2단계 : 양쪽으로 증상이 있다.
3단계 : 걸음걸이의 변화가 온다.
4단계 : 좀 더 진행한 상태이고 일상생활에 도움이 필요하다.
5단계 : 타인의 도움이 많이 필요하며 독립적인 움직임이 힘들다.

호엔야 단계	증상	운동목표	주의사항
1단계	한쪽에만 증상이 있다.	1. 활동성 떨어지는 것 방지 2. 신체적 역량 향상	1. 좋아하는 운동을 충분히 즐기며 한다. 2. 특별한 운동의 제약은 없다. 3. 과격한 운동으로 다치지 않도록 한다. 4. 자세 교정에 힘쓴다.
2단계	양쪽에 증상이 있다. 자세가 구부정하다.		
3단계	종종걸음 가끔 넘어질 뻔할 때가 있다. 말이 어둔하고 음성이 작아진다. 사레가 종종 들린다.	1. 넘어짐 예방 2. 일상생활 독립성 유지	1. 넘어지지 않는 것이 가장 중요하다. 2. 호흡근 훈련 포함 : 노래, 시낭송
4단계	자주 넘어진다. 복잡한 곳은 휠체어를 타고 간다. 말소리가 알아듣기 어렵다. 자주 사레들린다.	1. 일상생활 능력훈련 2. 폐렴방지 3. 구축방지 4. 욕창방지	1. 보호자 동행 하에 운동한다. 2. 독립적인 일상생활 훈련
5단계	늘 휠체어를 탄다. 거의 침상 생활을 한다.		1. 누워 있는 시간을 최소화한다. 2. 관절 구축 예방 위한 관절 스트레칭

"운동은 언제부터 해야 할까?"

"1단계? 2단계?"

정답은 진단받기 10년 전부터이다. 파킨슨 증상이 몸에 나타나기 10여 년 전부터 우리 뇌는 이미 퇴행이 시작되고 있다. 증상이 생길 때면 이미 도파민 세포가 많이 소실된 상태이다. 따라서 1단계에 증상이 심하지 않더라도 운동 치료는 바로 시작하는 것이 바람직하다.

1, 2단계의 운동 목표

① 활동성 떨어지는 것 방지.

② 신체적 역량 향상.

대부분의 환자들은 1, 2단계에서 진단을 받는다. 진단 후 레보도파 약물을 투여하면서 몸의 컨디션은 상당히 좋아진다. 파킨슨병은 점차 진행하는 병이다. 점차로 운동 능력이 둔해지고 불편해진다. 그렇기에 초기 단계에서는 활동성이 떨어지는 것을 방지하는 것이 운동의 첫 번째 목표이다. 가능하면 활발하게 움직이고 운동하는 것을 습관화하자.

초기 단계에서는 활동성이 줄어들지 않도록 생활 안에서 더 노력한다. 일부러 더 움직이고 하지 않던 일들도 해 보고, 하던 일이라면 더욱 신나게 해 본다. 병을 진단받은 충격과 심리적인 위축으로 활발히 움직이는 것이 힘들 수 있다. 생각을 조금만 바꾸고 힘을 내어 움직이자.

지금은 내 생애에서 활기차게 움직일 수 있는 소중한 시간이다. 모임에도 나가고 집 근처 분위기 좋은 카페도 들러 본다. 친밀한 사람들과 조용히 여행도 가자. 내가 좋아하는 취미가 있다면 몰두해 보는 것도 의미 있는 일이다. 나의 생활 반경을 줄이지 말고 오히려 즐겁게 할 수 있는 일들을 넓혀 본다. 새로운 것을 배우고 도전하는 것에 주저하지 말자.

두 번째로 신체적 역량을 향상시키자는 것은 여러 의미가 있다. 작은 의미로는 근력을 강하게 하고 관절 움직임을 다양하게 하는 것이다. 넓은 의미로는 우리 몸으로 더 많은 일과 행동을 하게 되는 것이다. 우리는 하루 동안 많이 움직이며 여러 가지 일을 하고 행동을 한다.

일곱 살 아이들은 깨금발로 날듯이 뛰어다니고 잽싸게 앞구르기를 한다. 이십 대 청년은 사다리에 올라가서 지붕을 고치기도 하고 쌀가마도 번쩍 들어 옮긴다. 냇물에서 첨벙거리며 헤엄을 치고 바닷가에서는 파도타기를 한다. 눈 오는 날엔 미끄러지지 않게 조심하며 빗자루로 눈을 쓸어낸다. 이 모든 동작과 행동은 신체적 역량에 따라 할 수도 있고 하지 못할 수도 있다.

나이가 들면서 우리가 하는 동작과 일은 점차로 단순해진다. 또한 근골격계의 힘과 기능도 젊을 때와는 다르다. 파킨슨병이 있다면 운동 기능은 좀 더 떨어질 것이다. 힘의 세기와 유연성은 떨어질 수 있겠지만 관절을 최대치로 움직일 수 있도록 노력해 본다. 그리고 일상생활에서 여러 동작과 일을 하며 신체의 능력을 높이는 것이 파킨슨 초기에서 필요하다.

1단계와 2단계에서의 운동 능력은 파킨슨병이 없는 성인들과 비슷하다. 좋아하는 운동이 있다면 충분히 즐기면서 재미나게 한다. 특별히 가릴 운동은 없다. 하지만 운동 후 특정 부위의 관절이 아프다면, 그 운동은 피하는 것이 좋다. 못할 운동이 없긴 하지만 과격한 운동을 하여 몸을 손상시키는 것은 매우 좋지 않다. 골절이나 인대 손상이 있을 때 아무래도 회복 시간이 필요하며 회복을 위해 움직임을 최소화해야 한다. 신체 능력이 급격히 떨어질 수 있기에 운동은 안전하게 해야 한다.

1, 2단계 운동 제안

운동은 유산소 운동을 기본으로 하여 특히 몸의 중심 근육, 코어 근육을 단단히 보강할 수 있는 근력운동, 즉, 저항운동을 추가한다. 유산소 운동은 호흡과 심장을 훈련할 수 있기에 적극적으로 권장한다. 강화된 심폐지구력은 심장의 빈맥 증후군 예방과 폐렴 예방에도 아주 좋다. 체력 증강과 전신의 혈액 순환을 좋게 만든다. 우울과 수면장애에 아주 좋은 운동이다. 걷기, 달리기, 자전거 타기, 수영, 등산 등

내가 좋아하며 잘할 수 있는 것을 선택한다. 즐거워야 더 자주 할 수 있다. 운동이라는 부담을 내려놓고 즐길 수 있도록 한다.

증상이 비대칭이 있는 경우, 병이 있는 쪽에 근육 위축이 오지 않도록 균형 잡힌 운동을 한다. 초기 단계에서 잘 단련된 중심(코어) 근육은 차후에 균형장애를 보완할 수 있어 아주 중요하다. 자세가 굽어지는 초기임으로 수시로 등을 펴며 등 근육이 위축되지 않도록 바로 서는 연습을 한다.

파킨슨병은 자율신경계에 이상이 올 수 있다. 앉았다 일어설 때 '핑' 하고 어지럽거나 혈압이 떨어지는 현상이 나타난다. 하체 근력운동으로 하체의 근육량을 증가시킨다. 기립성 저혈압에 아주 좋은 운동이다. 스쿼트, 계단 오르기, 등산은 하체 근력 강화에 좋다. 앉아서 하는 '로잉머신'과 같이 배 젓는 동작의 운동은 하체 근력에 아주 적합한 운동이다. 특히 서 있는 자세에서 어지럼증이 있다면, 로잉머신을 적극적으로 권장한다.

3단계의 운동 목표
① 넘어짐 예방.
② 일상생활 독립성 유지.

3단계에 접어들었다면 운동의 목표는 '넘어짐 예방'과 '일상생활 독립성 유지'이다. 가장 중요한 것은 '넘어지지 않는 것'이다. 평소에 잘 걷다가도 찰나에 넘어질 수 있다. 혹시라도 넘어져서 크게 다치는 것이 파킨슨병에 가장 위협적이다. 비단 파킨슨병만의 문제가 아니다. 특히 노년에서 넘어지는 것은 아주 조심해야 한다. 외상성 뇌출혈의 상당 부분이 낙상과 연관되어 생긴다. 심한 외상이 없었더라도 반복적인 머리의 충격은 만성 경막하 출혈이 될 수 있다. 만일 잘 걷던 어르신이 갑자기 잘 못 걷고 소변 실수를 한다면 원인으로 뇌의 출혈을 생각해야 한다.

낙상은 뇌손상뿐 아니라 골절, 관절 문제가 생길 수도 있다. 아무래도 나이가 많을수록 몸의 회복이 더디다. 외상 기간이 길어지면 우리 관절의 구축과 퇴행이 심해진다. 일상생활에서 다치지 않고, 넘어지지 않는 것은 더할 나위 없이 중요하다. 파킨슨병이 진행할수록 보행 장애가 더 빈번하게 생긴다. 넘어지는 것을 예방하는 운동을 한다.

두 번째의 운동 목표는 일상생활의 독립성 유지하는 것이다. 점차로 성격도 소극적으로 되어 가고 운동 신경도 적어지면서 일상생활에서 다른 사람의 도움을 받을 일들이 생긴다. 이것은 당연한 일일 것이다. 하지만 가능하면 내가 할 수 있는 일들을 최대한 많이 할 수 있도록 노력해야 한다. 그리고 생활환경 자체도 독립적으로 생활할 수 있도록 배려하여 바꾸는 것도 필요하다.

3단계 운동 제안

유산소 운동은 걷기를 기본으로 하는데, 안전이 보장된다면 수영장에서 걷기가 아주 좋을 것이다. 또한 걸음 장애가 심한 분들은 실내자전거도 좋은 운동이 된다. 점점 등이 굽으면서 시야가 좁아질 수 있다. 등, 목, 어깨를 최대한 펴는 스트레칭을 정성스럽게 한다. 하체 근력을 유지하는 저항운동을 한다. 자세, 균형 잡기를 훈련하며 운동하는 것은 매우 중요한 목표가 된다. 동시에, 운동하면서도 넘어지지 않고 반드시 안전을 최우선으로 해야 한다.

> ﹂호엔야 3단계 들국화 씨 운동 이야기

들국화 씨는 요리를 좋아한다. 한상 차려 놓고 남들에게 해 먹이는 게 참 큰 낙이다. 그런데 파킨슨이 생기면서 요리를 하는 것이 참 어려워졌다. 높은 찬장에서 그릇을 꺼내는 것도, 작은 양념 병의 뚜껑을 여는 것도 손이 불편하니 열 때마다 속상해했다.

환자와 가족은 지혜를 모았다. 일단 어머니가 손이 닿는 곳까지만 그릇을 놓았다. 위험한 가스레인지는 전기레인지로 바꾸었다. 장시간 서서 음식 준비하는 것이 힘들 테니 작은 식탁을 주방으로 놓고 식탁에 앉아 칼질도 하고 나물도 무친다고 한다. 따기 힘든 양념 병들은 큼직한 병으로 바꾸었다. 그릇과 냄비도 가벼운 것으로 바꾸었다. 무엇보다 주방을 더욱 단순하게 만들고, 발에 걸리는 것이 없도록 잔 짐을 다 치웠다. 환자는 요리하는 것이 훨씬 수월해졌다고 좋아했다. 예전처럼 화려한 상차림은 아니지만, 요리를 못 할 줄 알았는데 요리 를 할 수 있다며 아주 행복해했다.

이처럼 3단계의 환자들은 넘어지지 않도록 운동한다. 운동하면서 낙상이 없어야 하고, 넘어지는 것을 예방하기 위한 운동을 하는 것이 다. 그리고 독립적으로 일상생활을 할 수 있도록 내가 취약한 부분들 을 훈련한다. 동시에 내 주위 환경을 안전하게 변경해 나가는 작업을 한다.

4, 5단계의 운동 목표
① 일상생활 능력훈련.
② 각종 질병 예방.

호엔야 4, 5단계에서의 운동 목표는 일상생활 능력훈련과 각종 질 병 예방이다. 일상생활에서 제한된 운동 능력으로 일상생활의 필요 동작을 최대한 잘할 수 있도록 훈련한다.
그리고 4, 5단계에서는 파킨슨병 이외에 폐렴, 구축, 욕창이 삶의 질과 여명을 결정하는 매우 중요한 변수이다. 따라서 이를 예방하기 위한 노력이 필요하다.

4단계 운동 제안

4단계에서는 더욱더 넘어지지 않도록 조심하자. 운동할 때는 보호자가 반드시 동행해야 한다. 4단계에서 정성껏 추가해야 하는 것은 '관절 스트레칭'이다. 관절 움직임이 제한되면 운동 범위가 줄어든다. 안 쓰면 굳기 마련이다. 몸의 모든 관절을 최대한 주욱 늘려 준다 생각하면서 스트레칭을 해 보자. 똑바로 서 있는 자세를 계속 연습한다. 똑바로 서 있을 때 어지럼증이 잘 생기니, 반드시 보호자가 있는 상황에서 해야 한다. 파킨슨 단계가 진행될수록 근력을 유지하는 저항운동이 필요하다. 일상생활에 필요한 행동을 하려면 각 근육을 조화롭게 사용하며 부드러운 동작을 하게 된다. 파킨슨병에서는 이러한 운동 조화가 떨어질 수 있다. 근력이 없다면 조화로운 운동 동작이 더욱 어렵다. 따라서 저항운동을 통하여 근육의 양을 유지한다.

호엔야 4단계 도화민 씨 운동 이야기

도화민 씨는 새벽에 깨서 늘 화장실을 가야 한다. 그런데 이때마다 고역이다. 높은 침대에서 내려오기도 힘들고 더듬더듬 불을 켜고 거실로 나가 화장실로 향할 때도 힘이 든다. 화장실에서 몇 번이나 어지러워 휘청이기도 했다. 번번이 남편을 깨워서 화장실 부축해 달라고 했다. 낮에는 그래도 화장실 가는 것이 이렇게 힘들지는 않다.

도화민 씨는 밤에도 화장실을 혼자 갈 수 있도록 세부적인 목표를 세웠다. 하체 근력운동을 하고, 홈트레이닝을 하면서 의자에 앉고 일어서는 동작을 연습했다. 중심을 더 잘 잡을 수 있으니 화장실 가는 동작도 훨씬 안정화되었다. 이와 더불어 침대는 높지 않은 것으로 바꾸어 앉았을 때 발이 방바닥에 충분히 닿아 일어서기가 수월해졌다. 작은 스탠드를 손 닿는 곳에 두어 바로 불을 켜고 어둡지 않게 하였다. 화장실까지 가는 길에는 바닥에 물건이 없도록 하였고 약한 불을 켜놓아 안전성을 확보했다. 이젠 도화민 씨는 남편 없는 밤에도 화장실 가는 것이 두렵지 않다.

5단계 운동 제안

5단계는 보호자의 도움이 절대적으로 필요하다. 가장 중요한 것은 누워 있는 시간을 최소화한다. 일부러 앉아 있고, 또한 붙잡고 서 있는 시간을 정기적으로 가져야 한다. 누워만 있게 되면 어지럼증이 더 잘 올 수 있다. 그리고 사레가 걸리고 그에 따라 흡인성 폐렴 가능성도 높아진다. 엉덩이나 발목에 체중이 가해지면서 욕창이 생길 수도 있다.

관절별 운동은 도움이 필요하다. 모든 관절을 하루에 한 번 이상 움직여 주면 좋을 것이다. 관절을 체크하면서 굳어지는 현상이 발견되면 그 관절을 좀 더 신경을 써야 한다.

어느 단계이든 노래를 부르는 것은 매우 좋다. 목청껏 노래를 부르면서 호흡 훈련과 발음 훈련, 그리고 사레 걸림 예방도 된다. 노래 부르는 것이 영 자신 없다면, 시 낭독을 해 보자. 좋은 시를 선별하여 천천히 큰 소리로 낭독을 하는 것이다. 예전에 연말이면 문학의 밤이라는 행사가 많았다. 옛 추억을 생각하며 무대에 서 있는 것처럼 자세를 곧게 하고 큰 소리로 시를 낭송한다. 스트레스가 해소되고 인문학적 소양도 넓히는 아주 좋은 방법이다.

5.

운동의 실제 : 준비 - 본격 운동 - 마무리

운동의 순서는 크게 세 단계로 진행된다.
준비 - 본격 운동 - 그리고 마무리이다.

준비
① 운동을 우선순위로 정한다.
② 시간 정하기 : 식사를 하고 약 복용 후 1시간 후쯤 시작한다. 오
   전 9시 혹은 오후 2시, 저녁 7시 등이 적당하다.
③ 편안한 복장, 운동화 신기

본격 운동 : 네 가지 파트 운동
① 유산소 운동
② 저항 운동
③ 자세 및 균형 운동

④ 호흡근 운동

마무리

① 충분히 쉬는 것도 운동 과정이다.

② 마무리 일지 : 감사한 일 적기

③ 명상과 호흡법 : 마음 챙김 명상

1) 준비과정

준비의 첫 번째는, 운동을 우리의 우선순위로 정하는 것이다. 중요한 치료를 위한 소중한 시간으로 말이다. 이미 이 책을 읽고 운동을 하기로 마음먹었다면 아주 훌륭하다! 운동 치료의 첫 발짝을 뗀 것이다.

운동을 우선순위로 하여 시간을 정한다. 매일 하는 것이 가장 좋겠지만, 일주일에 세 번은 꼭 해 본다. 시간은 내가 방해받지 않고 집중할 수 있는 시간이 가장 좋다. 그리고 파킨슨 환자는 약물 농도가 잘 유지될 때 운동을 하는 것이 바람직하다.

아침 식사를 하고 약을 복용한 후 적어도 20분쯤 지나서 운동을 시작한다. 아침을 8시쯤 먹는다면 아침 9시부터가 운동하기에 좋다. 밥과 약을 먹은 뒤에 운동한다. 공복 운동은 체지방이 감소하는 등 좋은 점도 있지만, 우리 파킨슨 환자들에게는 잘 맞지 않는다. 공복 운동을 하면서 혈당이 빠르게 내려갈 수 있으며 어지럼증이 발생할 가능성이 높아진다. 더욱이 공복 상태에 운동을 오래 하면 체내의 단백질이 먼저 소실될 수 있어서 근육감소가 우려된다. 따라서 파킨슨 환자들은 운동 전에 식사는 필수이다.

레보도파를 비롯한 파킨슨 약을 복용한 후, 적어도 20분이 지난 후에 운동을 시작한다. 약 기운이 잘 느껴지지 않는다면 시간을 좀 더 가지고 약효가 좋을 때 운동을 한다. 레보도파 약효가 있을 때 운동을 해야 근육의 긴장감이 덜하며 유연성이 확보된다. 넘어지는 것을 최소화하고 부상의 위험성도 적게 된다.

따라서 운동을 계획할 때 선행하여 우선시되는 것은 식사 시간과 약 복용 시간을 규칙적으로 하는 것이다. 밥을 먹는 것도 운동을 위해서는 골고루 잘 먹어야 한다. 대충 국 말아서 한 끼 때우는 것이 아니다. 채소도 풍성히 먹고 생선과 고기도 번갈아 가면서 차려 내고 나물 종류도 좋다. 꼭꼭 씹어서 맛있게 먹는 식사 시간이 운동의 처음이다.

운동을 위해서 편한 옷으로 갈아입는다. 양말을 꼭 신는다. 밑창이 미끄럽지 않은 가볍고 편안한 운동화를 신는다. 양손은 자유롭게 해야 한다. 핸드폰과 물병은 옆으로 메는 가방에 넣는다. 지팡이가 필요하다면 잊지 말고 챙긴다.

운동하는 시간은, 운동만 한다. 한 번에 한 가지만 해야 한다. 가스 불에 고구마 올려놓고 운동해서는 안 된다. 고구마도 태우고 운동도 제대로 못 할 것이다. 운동하는 중에는 전화도 되도록 받지 않는다. 대부분 나중에 통화해도 큰 문제는 없다. 꼭 받아야 한다면, 운동을 중단하고 제대로 앉은 자세에서 전화를 받는다. 특히 걸으면서 핸드 폰 동영상을 본다든지, 문자 메시지를 확인하면서 가는 것은 금물이 다. 이것은 파킨슨병 환자뿐만이 아니라 모든 사람이 조심해야 한다. 부주의로 인한 거리 사고가 매우 많다고 한다. 파킨슨 환자들은 특히 조심하자. 명심하자. 한 번에 하나만 해야 한다.

파킨슨은 적이 아니라, 친구이다.

파킨슨병을 진단받고 치료가 시작되면 파킨슨병을 이겨 내야 할, 타도해야 할 적으로 생각하곤 한다. 그렇지 않다. 파킨슨병은 우리의 적이 아니다. 파킨슨은 내 옆에 있는 친구다. 이 친구 놈이 좀 성질이 고약한 면이 있다. 이리 가자 하면 나를 이끌어 못 가게 하고 내 등에 올라타서 내 몸은 천근만근이 된다. 운동하는 목적은 파킨슨병을 물 리치고 이 전쟁에서 승리하기 위한 싸움이 아니다. 무장하고 싸우려 고 달려들수록 우리 몸과 마음은 더욱 지치고 소진될 뿐이다.

파킨슨은 적군이 아니다. 친구이다. 우리는 파킨슨을 내 옆의 친구 로 인정하고 살살 달래 가며 같이 걸어가는 것, 그것이 운동 치료의 마음가짐이다.

2) 본격적으로 운동하기

제4장의 처음처럼, 밖에 나가서 걷는 것만으로도 아주 훌륭한 운동이다. 또한 좋아하는 운동이 있다면 땀 흘리며 열심히 하는 것도 매우 좋다. 복지관에서 배우는 춤과 노래도 신나게 할 수 있는 운동이다. 어떤 운동이든지 내가 재밌게 오래 할 수 있는 운동이 최고이다. 그리고 3장에서 언급했듯이, 어떤 운동을 하더라도 그 운동에 대한 효과는 참 좋다. 운동의 종류에 대하여는 너그럽게 생각하자.

다만 좀 더 체계적으로 하고 싶다면 네 가지 영역의 운동을 아우르며 계획을 짜 본다.

첫 번째는 유산소 운동, 두 번째는 저항 운동, 세 번째는 자세 및 균형 운동, 네 번째는 호흡근 운동이다. 각 파트 운동을 매일 하면 좋다. 시간을 많이 할애할 수 없다면 요일별로 나누어서 운동한다.

(1) 유산소 운동

유산소 운동이란 충분한 산소 공급과 함께 몸의 큰 근육을 끊임없이 움직이게 하는 운동이다. 걷기, 뛰기, 수영, 자전거 타기, 등산 등이다. 앞서 설명한 걷기를 기본으로 해 본다. 걸을 때는 '큰 보폭으로',

'양팔을 크게 흔들며', '숨차게' 걸으면 좋다. 파킨슨 환자들에게 또한 좋은 유산소 운동은 실내 자전거이다. 동결 현상이 있어서 걸음이 어려운 후기 환자들도 자전거 타기는 굉장히 수월하게 해낼 수 있다. 운동량이 부족하다고 생각되면 실내 자전거를 시도해 보면 좋다. 수영과 등산, 뛰기, 각종 구기 운동 등도 유산소 운동으로 매우 훌륭하다. 다만 본인의 신체 활동 정도와 파킨슨병의 진행 상태에 따라 가장 안전하고 안정적인 것을 선택해야 한다.

(2) 저항 운동

저항 운동이란 근력운동이다. 흔히 운동센터에서 하는 운동들이다. 기구를 이용하기도 하고 탄성 밴드 같은 간단한 소도구를 이용하는 운동이다. 우리 몸의 체중을 이용하기도 하기에 체중부하운동도 저항 운동이다. 이러한 저항 운동은 근육량을 증가시켜 근력을 향상시키며 무엇보다 골다공증 예방에 아주 좋다. 그리고 몸의 중심 근육의 활용으로 자세를 유지하고 균형을 잡는 데 효과적이다. 그리고 활동성이 떨어지는 환자들에게도 적용할 수 있는 운동이 많이 있다. 앉아서 할 수 있고 누워서 할 수도 있기에 모든 단계의 파킨슨병 환자들에게 적합하다.

저항 운동은 처음에는 운동의 구체적인 가이드가 있으면 좋다. 인터넷 세상에서 동영상은 매우 많다. 그중에 운동의 구체적인 예시로는 대한 파킨슨병 및 이상운동중학회의《파킨슨병 환자를 위한 운동》 책자를 강력히 추천한다. 파킨슨병과 운동의 전문가들이 많은 연구와 임상 경험을 통하여 이루어 낸 아주 보석 같은 책이다.

균형 감각이 떨어지고 걸음 장애가 심하여 활동적인 운동이 어려운 환자들에게도 저항 운동은 필수적이다. 저항 운동 중 앉아서 할 수 있는 운동과 누워서 할 수 있는 운동의 예를 이 장의 마지막에 소개한다. 각 동작을 세심히 마스터하고 수시로 운동하면 상체, 하체, 중심 근육 단련에 큰 도움이 될 것이다.

(3) 자세 및 균형 운동

자세 및 균형 운동은 유산소 운동과 저항 운동을 하면서 자연스레 훈련된다. 걸을 때 우리 몸의 균형과 자세를 바르게 하면서 보폭을 늘리며 걷는 것은 자세와 균형 잡기에 매우 좋다. 그리고 저항 운동을 통하여 근력 양을 늘리고 중심 근육을 단단히 하는 것은 자세와 균형 유지에 중요하다. 이와 더불어 자세 및 균형 운동을 추가로 할 수 있는데 파킨슨병에서는 '태극권'과 같은 느린 동작 운동을 권유한다.

태극권은 파킨슨병 운동 치료로 가장 많이 언급된다. 중국의 오래된 권법으로 중국인들이 공원에서 모여 천천히 몸을 움직이는 바로 그 운동이다. 영화에서나 보는 중국 무술을 배운다니 조금 의아할 수도 있다. 하지만 영화처럼 현란하게 몸을 움직여 상대방과 싸우는 태극권이 목적이 아니다. 태극권은 천천히 움직이며 몸의 무게 중심을 옮기는 동작이 많다. 그리고 팔의 동작과 다리의 움직임이 제각각인 것 같은데 어우러져서 하나의 동작을 완성해야 한다.

파킨슨병은 느려지는 병이다. 재빨리 움직이는 것을 운동해야 할 것 같은데 어찌 보면 태극권은 느리게 움직이는 운동이라 역설적이다. 하지만 빨리 움직이는 것보다 느린 동작이 훨씬 더 어렵다. 한 땀 한 땀 동작을 하면서 팔과 다리의 움직임을 부드럽게 한다. 그리고 몸 무게를 이동시키는 동작으로 균형 감각을 되살린다. 명상하듯 운동하는 것이다. 하지만 태극권을 잘하려면 동작을 익히는 훈련과정이 3~6개월 정도 필요하다. 그렇기에 많은 동작을 완벽히 해야겠다는 부담보다는, 천천히 움직이는 미학을 느끼며 부담 없이 시작해 보는 것도 좋다.

자세 및 균형 운동으로 또 좋은 것은 맨손 체조이다. 예전 학생들은 국민 체조를 했다. 운동장에 모여 구령에 맞춰 운동하는 국민 체조는 우리 파킨슨 환자들에게도 좋은 운동이다. 빠르지 않고 무게 중심을 옮기며 몸의 관절을 사용하기에 자세와 균형 잡기에 적합하다. 요가 역시 명상과 함께하는 좋은 운동이다. 그리고 빠르지 않은 음악과 하는 춤사위도 태극권 못지않게 멋지고 즐거운 운동이다.

(4) 호흡근 운동

파킨슨병에서 중요한 것은 호흡근육이다. 숨을 잘 쉬고, 말을 잘하는 것이 참 중요하다. 파킨슨병에는 발음이 부정확해지고 목소리가 작아지는 증상, 음식을 삼킬 때 사레가 들리는 현상이 나타날 수 있다. 대표적으로 호흡근 운동이라 명명하였으나 이것은 입에서부터 폐까지 연결되는 근육을 운동하는 것이다. 어느 순간 말이 어눌해지고 말이 자꾸 빨라지면서 목소리가 작아지는 것으로 의사소통이 원활하지 못하게 된다. 또한 파킨슨증후군은 말을 더듬는 것처럼 성대가 제대로 움직이지 않기도 한다. 음식을 삼킬 때 자꾸만 사레가 걸리게 되면 기침을 한다. 그리고 음식물이 폐로 흡인되어 폐렴이 되는 위험도 있다. 폐렴은 파킨슨 환자들의 사망 원인이 되는 아주 무서운 병이다.

호흡근 운동으로 가장 좋은 것은 노래하기이다. 노래하면서 성대를 사용하기도 하지만, 숨을 참고 내쉬는 근육을 조절하면서 폐활량도 조절한다. 바른 자세에서 노래하면 나도 모르게 배에 힘이 들어가며 등이 펴지게 된다. 노래를 부르려면 요즘 노래같이 랩처럼 중얼중얼하는 노래보다는, 음의 높낮이가 있고 빠르지 않은 곡을 선택해 본다. 가곡이나 성가곡, 혹은 트로트도 좋다. 끝까지 잘하지 못해도 좋다. 박자를 잘 못 맞추어도 괜찮다. 즐겁게 노래하면서 호흡근 훈련과 성대 훈련을 하는 것만으로도 충분하다.

시 낭송도 추천한다. 시를 준비하여 종이에 적고 예전 '문학의 밤' 행사에서 무대에 나가 낭송하는 것처럼 예의를 갖춘다. 바른 자세로 서거나 의자에 바로 앉는다. 시를 외우거나 종이에 적고 한 줄 한 줄 크게 외친다. 단어를 힘주어 발음한다. 빠른 속도가 중요하지 않다. 천천히 호흡을 조절하며 큰 목소리로 우렁차게 낭송한다. 시 낭송을 하면서 핸드폰으로 내 모습을 찍어 보자. 재미있는 추억이 될 것이다.

3) 운동의 마무리

운동 후에는 반드시 마무리를 잘해야 한다. 물 마시고 그냥 끝내지 않는다. 일종의 의식과 같이 마무리도 정성스레 한다. 오늘의 운동을 마무리하며 일지를 쓴다. 재미있었던 기억, 감사한 일을 적는다. 쓰는 것이 익숙지 않다면 꼭 글로 쓰지 않아도 된다. 종교가 있다면 기도하고 묵상하는 시간을 갖는 것도 좋다. 다만 10분이라도 눈을 감고 호흡을 고르며 오늘 하루 운동을 한 나 자신을 칭찬한다.

주의해야 할 점이 있다면 운동 마무리를 할 때는 긍정적인 생각만 하자고 다짐해야 한다. 운동을 하면서 속상했던 일도 있었을 것이다. 잘되지 않아 당황스럽거나 위축되는 상황도 있다. 하지만 운동을 정리할 때에는 나의 뇌에 부정적인 피드백을 주는 것보다는 긍정의 신호를 주는 것으로 마무리해야 한다. 긍정적으로 마무리할 수 있는 가장 쉬운 방법은, 글로 '감사한 점 3가지'를 써 보는 것이다. 어제와 내용이 같아도 상관없다. 특별히 감사한 것이 없었다면 재밌었던 점, 지나가며 보았던 웃긴 장면도 좋다. 긍정적인 것 3가지를 생각해 보고 짧게 문장으로 남겨 본다.

명상을 좀 더 제대로 해 보고 싶다면 '마음 챙김 명상'을 추천한다. 존 카밧 진 교수가 만든 '마음 챙김 명상' 프로그램은 마음의 근육을 키우는 시간이다. 나를 둘러싸고 있는 상황과 현실에 함몰되는 것이 아니라 조금 떨어져 초연하게 관찰자의 입장이 되는 것이다. 지금 떠오르는 느낌이나 생각을 인정하고 그대로 받아들이는 시간이다. 명상은 엄두를 못 낼 수도 있지만 어렵지 않게 할 수 있다. 매우 다양한 방법이 있지만 자유롭게 내게 잘 맞는 방법을 찾아 나간다. 초보자라면 다음과 같이 한번 따라서 해 보자.

'마음 챙김 명상'은 호흡을 먼저 하고, 그 후 내 몸에 대하여 객관적인 시점으로 명상하는 것이다. 편안히 앉은 자세에서 입을 다물고 코로 숨을 들어 마신다. 4-4-6 호흡법이다. 4초간 크게 숨을 들이쉬고, 입을 다물고 4초간 숨을 참는다. 입으로 숨을 내쉬면서 6초간 천천히 내뱉는다. 5번 정도 반복한다.

이후에는 편안히 눕거나 앉은 상태에서 눈을 감고, 내가 나에게서 빠져나와 나를 바라본다고 상상한다. 내가 앉아 있는 장소를 편안한 곳으로 상상해도 좋다. 예를 들면, 햇빛이 다사로운 바닷가 해변에 누워 있는 나를 보는 것이다. 발가락 끝부터 천천히 집중하며 내 몸이 어떻게 느끼고 있는지를 살피는 것이다. 발가락 끝부터 발목, 종아리, 무릎, 허벅지, 손, 팔, 배, 가슴, 목, 머리 꼭대기까지 내 몸을 죽 훑어 보면서 구석구석의 느낌을 생각해 본다.

떨리는 팔이 있다면 '아이고, 왜 또 팔이 떨리냐'고 감정을 섞는 것이 아니다. '나의 오른팔은 가만히 있을 때 떨리는구나' 하며 나를 바라보는 관찰자의 입장으로 생각해 본다. 통증이 있다면 '왼쪽 무릎이 아프구나' 하고 객관화하며 우리 몸에 대해 균형 있는 시각을 유지한다. 이런 과정을 '바디스캔'이라고 한다. 약 10분 정도 내 몸을 스캔한 후 명상을 종료한다.

'마음 챙김 명상'은 운동을 한 이후에도 좋지만 매일 아침 일어나서, 혹은 밤에 잠들기 전에 꾸준히 해 보는 것도 좋다. 호흡으로 마음을 가다듬고, 누워 있는 상태에서 나의 몸에 대하여 관찰자의 입장으로 살핀다.

'마음 챙김 명상'은 각종 스트레스와 불면, 우울, 만성 통증에 좋은 효과가 있다는 많은 연구가 있다. 이왕 누워 있는 시간을 '마음 챙김 명상'과 함께하면서 평안한 쉼의 시간을 갖는 것은 우리 파킨슨병 환자들에게 매우 유익할 것 같다.

6.

파킨슨병 환자를 위한 12가지 저항운동

파킨슨 환자에게 적합한 저항운동이다. 균형장애나 걸음장애가 있어도 할 수 있으며, 사무실에서 앉아 있을 때와 잠들기 전에도 한 번씩 해 보자. 앉아서 하는 운동과 누워서 하는 저항운동을 그림과 함께 소개한다. 특별히 이 그림은 Haak 작가님이 파킨슨 환자분들께 도움이 되면 좋겠다며 마음을 다해 그려 준 선물이다. 지면을 빌려 감사 인사드린다.

준비사항
· 의자(바퀴 없는 의자로 묵직해서 잘 밀리지 않는 의자)
· 편한 복장
· 잘 맞는 신발
· 미끄럽지 않은 밑창

앉아서 하는 동작 6개

1. 나비 춤추기

2. 팔 들어 어깨 돌리기

3. 힘차게 다리 뻗기

4. 발뒤꿈치 일자 만들기

5. 앉아서 벽 밀기

6. 손깍지 기웃기웃

누워서 하는 동작 6개

1. 윗배 접기

2. 스트레칭 코브라

3. 가위 다리

4. 가슴 활짝 벌리기

5. 엎드려 허벅지 들기

6. 대한독립만세

앉아서 하는 동작 6가지

(1) 나비 춤추기

① 의자에 바로 앉은 자세에서 양팔을 옆으로 쭉 뻗는다.

② 가슴을 활짝 편다는 느낌을 유지하며 10초간 유지한다.

③ 양팔을 편 상태에서 30~40도 아래로 팔을 천천히 내린다.

④ 10초를 지속하고 다시 일직선으로 들어 올린다.

⑤ 동작을 10번 반복하면서 팔에 힘을 툭 빼지 않고 계속 힘을 준다.

⑥ 양팔에 아령이나 생수병을 들고 해도 좋다.

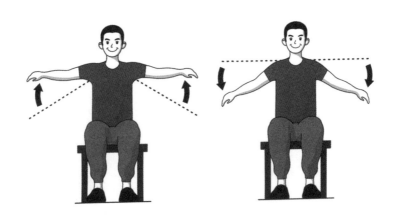

(2) 팔 들어 어깨 돌리기

① 의자 등받이를 벽에 붙여놓고 바른 자세로 앉는다.

② 양팔을 앞으로 나란히 뻗는다. 10초 유지.

③ 팔을 위로 쭈욱 뻗는다. 양쪽 귀에 팔을 붙이고 10초 유지.

④ 양팔을 크게 원을 그리며 벽을 따라 내린다.

⑤ 위의 동작을 천천히 10번 반복한다.

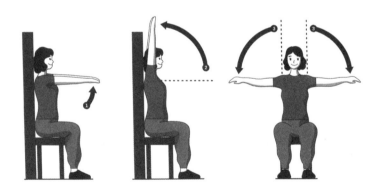

(3) 힘차게 다리 뻗기

① 의자에 허리를 곧게 하고 앉는다.

② 오른쪽 허벅지를 들어 올리고 이후 무릎을 앞으로 쭉 뻗고 10초 지탱한다.

③ 오른쪽 발목을 시계 방향과 시계의 반대 방향으로 천천히 돌린다.

④ 천천히 다리를 내리고 이 동작을 5번 반복한다.

⑤ 왼쪽 다리도 같은 방법으로 5번 반복한다.

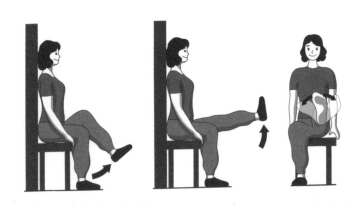

(4) 발뒤꿈치 일자 만들기

① 허리를 곧게 하고 앉아 양손은 허리에 가볍게 댄다.

② 다리를 일자로 모으고, 양발도 붙인다.

③ 천천히 다리를 벌리며 양발이 일자가 되도록 만든다.

　이때 발뒤꿈치는 서로 붙어 있는 자세이다.

④ 10초 지탱 후 다시 천천히 다리와 발을 모은다.

⑤ 다리 안쪽 근육의 힘을 느끼며 이를 10번 반복한다.

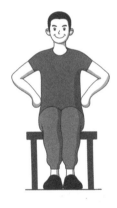 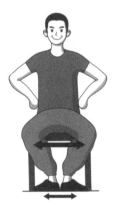

(5) 앉아서 벽 밀기

① 벽을 향해 앉아서 양손을 벽을 미는 자세를 한다.

② 시선은 수평으로 하고 등은 일직선으로 유지한다.

③ 벽을 민다. 이때 의자가 뒤로 밀리지 않도록 지탱한다.

④ 팔꿈치를 굽히고 10초 버틴다.

⑤ 같은 동작을 10번 반복한다.

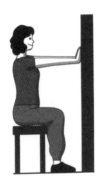 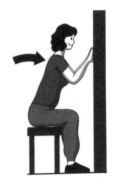

(6) 손깍지 기웃기웃

① 바로 앉은 자세에서 양손을 깍지 끼고 머리 뒤로 올린다.

② 정면을 본 자세에서 10초를 센다.

③ 허리를 움직여 오른쪽으로 몸을 굽힌다. 10초 유지.

④ 다시 정면 본 후 왼쪽으로 몸을 굽힌다. 10초 유지.

⑤ 허리 움직임을 느끼면서 같은 동작을 10번 반복한다.

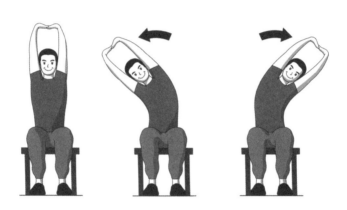

누워서 하는 동작 6가지

(1) 윗배 접기
① 천장을 보고 누워 양손은 머리 위로 올리고 양다리는 직각으로 들어 올린다.
② 상체를 일으켜 세워 손끝을 발 쪽으로 댄다.
③ 10초를 유지하고 팔과 상체를 원상태로 복귀한다.
④ 윗배의 근육 강도를 느끼며 10번 반복한다.

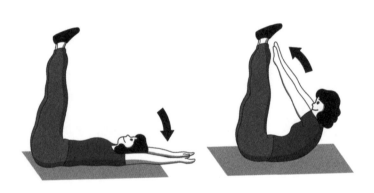

파킨슨 씨, 우리 함께 걸어요

(2) 스트레칭 코브라

① 양팔은 굽혀 어깨 근처에 놓고 엎드려 눕는다.

② 손바닥으로 땅을 밀며 천천히 상체를 일으켜 세운다.

③ 상체를 세운 상태에서 10초 유지한다.

④ 다시 서서히 원위치한다.

⑤ 주의, 허리 통증이 나오지 않는 범위 내에서 실시한다.

⑥ 대표적인 복부 스트레칭 자세이며 굽은 등으로 안쪽으로 말린
골반을 정상화시키는 데 도움이 된다.

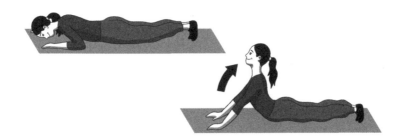

(3) 가위 다리

① 바닥에 한쪽 팔을 기대어 옆으로 일직선으로 눕는다.

② 허벅지와 옆구리에 집중하면서 약 30~40도 각도로 다리를 든다.

③ 10초 유지 후 원위치한다.

④ 이 동작을 10번 반복 후, 다리를 바꾸어 진행한다.

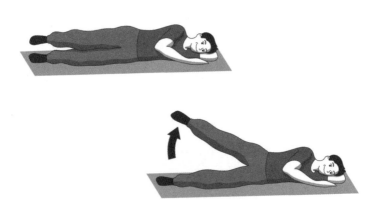

(4) 가슴 활짝 벌리기

① 이불을 두툼하게 접어 머리부터 엉덩이까지 놓고 그 위에 눕는다.

② 다리는 골반 넓이로 벌리고 무릎은 바닥과 직각이 되도록 굽힌다.

③ 팔을 직각으로 올린 상태에서 10초 유지한다.

④ 양 팔꿈치를 굽히면서 손과 팔꿈치를 천천히 가슴 바깥쪽 바닥 까지 내린다.

⑤ 천천히 10번 반복한다.

⑥ 어깨에 힘을 빼고 등과 가슴 근육이 늘어나는 것을 느껴 본다.

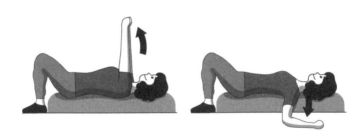

(5) 엎드려 허벅지 들기

① 배에 베개나 타월을 깔고 엎드려 눕는다.

② 다리를 주욱 펴고, 오른쪽 다리는 직각으로 굽힌다.

③ 굽힌 오른쪽 허벅지를 천천히 들어올린다. 10초 유지.

④ 엉덩이 힘을 느끼면서 서서히 오른발을 내린다.

⑤ 5번씩 반복 후 다리를 바꾸어 진행한다.

⑥ 엉덩이 힘과 허리, 중심 근육을 기를 수 있다.

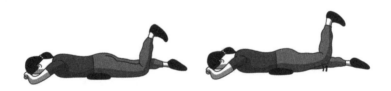

(6) 대한독립만세

① 바닥에 반듯이 누워 팔과 다리를 쭉 편다.

② 팔은 머리 위쪽으로 펴서 일직선이 되게 한다.

③ 허리는 바닥에 밀착시키고 10초 유지한다.

④ 같은 동작을 10번 반복한다.

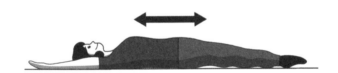

7.

운동과 함께하는 건강한 습관 :
잘 자기, 잘 먹기, 잘 웃기

잘 자기 : 어둡게, 암막 커튼, 자기 전 스마트폰 멀리하기.

잘 먹기 : 골고루, 맛있게, 꼭꼭 씹어서 천천히.

잘 웃기 : 행복해서 웃는 게 아니라, 웃어서 행복하다.

운동을 시작한 우리는 다른 생활 습관의 교정도 필요하다. 특별히 세 가지를 잘해야 하는데, 잘 자고, 잘 먹고, 잘 웃는 것이다.

많은 사람들이 자는 것으로 고통받고 있다. 불면증은 비단 파킨슨병 환자뿐 아니라 많은 현대인들의 고충이다. 잠을 잘 자기 위해서는 잘 잘 수 있는 환경을 만든다. 그중 가장 중요한 것은 바로 '빛 차단'이다. 전기가 없었던 시절 우리 선조들의 생활 패턴은 햇빛에 의존했다. 어두워지면 자고, 밝으면 일어나서 일을 했다. 수면과 각성 사이클이 아주 조화로운 상태이다. 그런데 요즘은 너무 밝다. 밝아서 좋기는 한데, 불면증에는 좋지 않다. 우리 뇌가 잘 시간이라고 충분히 알려 주려면 빛을 차단해야 한다. 불야성인 곳에 산다면, 창문에 암막 커튼을 쳐서 길가 밝은 불빛이 들어오지 않도록 한다.

그리고 자기 전 적어도 한 시간은 밝은 빛을 보지 않는다. 스마트폰이나 텔레비전은 매우 밝은 빛이다. 자기 전 보았던 영상이 밤새 꿈에서 다시 나타나는 경험이 있을 것이다. 잠들기 전에는 우리 눈이 강한 빛의 자극에서 벗어나야 한다. 자기 전 텔레비전을 켜 놓거나 스마트폰으로 동영상을 보다가 잠드는 것은 수면에 좋지 않다. 반드시 불을 끄고, 핸드폰과 텔레비전을 끄고 빛 자극을 최소화하여 잠을 청한다. 다만 안전사고를 위하여 조도가 낮은 부드러운 불을 군데군데 켜 놓는 것은 나쁘지 않다.

두 번째로 잘 먹어야 한다. 우리는 음식에 관심이 참 많다. 대장금의 후손들답게 정성껏 차려 먹는 한 끼는 보약보다 낫다고 믿는다.
"어떤 음식을 먹어야 할까요?"
많은 파킨슨병 환자들이 질문한다. 다행히도 우리의 전통 밥상은 파킨슨병에 참 좋은 음식들이다. 나물과 야채 중심의 식단은 변비 예방에 좋다. 기름지고 달고 짠 음식은 피한다. 하지만 적절한 단백질을 먹는 것은 중요하다. 특히 고기와 생선을 번갈아 가면서 먹는다. 파킨슨병 환자들은 몸무게가 잘 빠지기 때문에 열량을 잘 챙겨 먹어야 한다. 귀찮다고 대충 국에 밥 말아 먹고 한 끼를 때우지 말자. 찬이 여러 개는 아니더라도 하루에 골고루 균형 잡힌 식단을 만들고 천천히 음미하면서 꼭꼭 씹어 먹는다. 운동하기 위해서도 잘 먹는 것은 매우 중요하다.

세 번째는, 잘 웃자. 언젠가 웃음치료사 강의를 들은 적 있다. 강당에 모인 사람들에게 웃음치료사는 억지로 웃으라고 자꾸 말한다. 웃기지도 않은데 웃다 보니 정말 웃겼다. 괜히 기분도 나아지는 것 같다. 우리의 뇌는 단순하다. 우리가 웃으면 즐거운 줄 착각한다. 즐겁게 사는 방법은, 그냥 즐겁다고 생각하는 것이다. 그러려면 이왕이면 즐거운 소식을 많이 들었으면 좋겠다. 만나면 행복한 사람들과 함께하면 좋겠다. 우리 시대에는 들리는 말이 너무 많다. 예전에는 조간신문과 9시 뉴스가 전부였는데, 요즘은 핸드폰을 켜면 꼬리에 꼬리를 무는 무수한 정보들이 쏟아져 나온다. 들어서 화가 나는 뉴스라면 보지 말자. 재밌는 이야기와 감동적인 이야기만 듣는 것으로도 우리 삶은 충분하다. 일어나지도 않은 일들을 긴장하며 보지 말자. 인터넷 동영상의 태풍 속에서 빠져나와야 하며 메시지로 뿌려지는 동영상의 무분별한 폭격에서 바로 서야 한다. 인터넷 동영상은 집중하면 집중할수록 그에 관련된 사항만을 보여 준다. 정보는 점차적으로 편향되기 마련이다. 파킨슨 환자의 뇌는 다방면으로 널찍하게 자극을 주어야 한다. 하나에 몰입하는 것은 뇌 건강에 좋지 않다.

8.

약 기운이 없을 때는 어떻게 운동할까?

파킨슨병 약을 처음 먹을 때에는 약효가 오래 지속된다. 병이 진행하면서 레보도파 약 효과가 빨리 떨어지는 현상이 나타난다. 약효가 있을 때를 '온'(on), 약효가 떨어졌을 때는 '오프'(off)라고 한다. 전등이 켜지고(on), 꺼지는(off) 것처럼 약효가 있기도 하고 없어지기도 한다.

온-오프 현상이 오게 되면 담당 신경과 의사와 먼저 상의해야 한다. 온-오프 현상을 교정하기 위하여 일차적으로 파킨슨 약을 조정한다. 약효가 길게 가는 제형으로 바꾸기도 하고 용량을 증량시키기도 한다. 파킨슨 일기를 쓰면서 약을 먹은 시간과 약효가 있는 시간, 떨어지는 시간을 체크해 가면 약물 조정에 무척 큰 도움이 된다. 온-오프 현상이 있는 분들은 꼭 파킨슨 일기를 쓰도록 하자.

"온-오프 현상이 있을 때 운동은 어떻게 해야 할까요?"

운동은 약효가 있을 때 해야 한다. 적극적인 운동은 반드시 약효가 있는 '온' 시간에 해야 한다. 약효가 떨어져 '오프' 시간일 때에는 차분히 약효가 생길 때까지 기다린다. 약효가 없을 때는 같은 움직임을 하는 데에도 심리적으로 신체적으로 큰 무리가 된다. 관절을 다칠 수도 있으며 낙상 위험성도 매우 크다. 따라서 약효가 충분히 있는 상태에서 운동을 시작하자.

운동 시간을 정할 때는 내가 언제 약효가 있는지를 알아야 한다. 약을 먹고 나면 얼마 후부터 약효가 시작되고 몇 시간 동안 약효가 지속되는지, 언제쯤 떨어지는지를 잘 파악하고 있어야 한다. 그래서 파킨슨 일기를 꼭 써 본다. 재활 치료를 할 때도 약효가 있는 상태에서 해야 하고, 외출했다면 여분의 파킨슨 약을 챙겨야 한다. 급작스럽게 약효가 떨어졌을 때를 대비해야 하기 때문이다.

9.

내 몸이 제멋대로 움직여요 :
이상운동증이 있을 때의 운동

　파킨슨 약의 후기 부작용으로 이상운동증(Dyskinesia)은 매우 흔하다. 앞서 설명한 온-오프 현상이 있을 때 이상운동증이 곧잘 동반된다. 이상운동증은 내 몸이 제멋대로 움직이는 것이다. 허리를 이리저리 돌리는 것 같기도 하고 팔이나 다리가 흐느적거리며 움직인다. 이런 현상은 주로 약 기운이 강할 때 나타난다. 약효가 뚝 떨어지면, 이러한 이상운동증도 나타나지 않고 정지 상태가 되는 것이다.

　앞서 '약효가 있을 때 운동하라'라는 조언을 드렸다. 이렇게 약효가 있을 때 이상운동증도 함께 있을 수 있다.

　"이상운동증이 심하다면 어떻게 운동해야 할까?"

　"아니, 운동해도 될까?"

　집중적인 재활 운동 치료가 이상운동증이 있는 파킨슨병 환자들에게 효과가 있다는 연구 결과가 있다. 연구팀은 이상운동증이 있는 파킨슨 환자들을 대상으로 재활 운동 치료를 하였고 치료 후 환자들의 파킨슨 모든 영역이 향상되었다고 보고하였다.

두 그룹으로 나누었다. 한 그룹은 걸음, 균형, 근력 등 다각적인 형태로 집중 치료를 하였고, 다른 그룹은 일반 신체 물리 치료만 진행하였다. 물론 두 그룹 모두 효과가 있었지만, 집중 치료를 한 그룹이 조금 더 좋아졌다. 이상운동증이 있어도 운동은 여전히 좋은 선택이다. 실제로 운동 중에는 이상 움직임이 적어지기도 한다.

이상운동증이 있을 때 운동을 하게 된다면 다음 세 가지를 주의한다.

첫 번째, 균형을 잃지 않도록 좀 더 조심하자. 몸통과 목이 움직이면서 균형을 잃기도 하고, 다리가 멋대로 움직여 걸려 넘어지기도 한다. 낙상 위험성을 꼭 기억해야 한다.

두 번째는 움직이는 관절을 억지로 멈추려 힘을 주지 말자. 혹은, 움직임을 숨기려고 일부러 더 움직이는 경우도 있다. 움직임은 자연스럽게 놔두자. 다만 특정한 동작을 해야 한다면 가능한 잘 유지할 수 있도록 우리의 뇌에 자꾸만 인식을 시켜 준다. 같은 동작이라도 좀 더 정확히 하려고 마음먹은 것이 뇌에 명령하는 것이다.

세 번째는 부딪히지 않도록 조심한다. 나도 모르게 팔, 다리가 움직이면서 부딪혀 상처가 생길 수 있기 때문이다. 주위를 깨끗이 하고 특히 발에 걸릴 만한 것이 없는 길을 선택한다. 큼직한 돌을 박아 놓은 길은 틈새에 걸려 자칫 넘어지기 쉽다.

이상운동증이 있는 환자들은 다른 사람을 조금 더 의식하며 위축될 때가 있다. 아무래도 가만히 있지 않고 계속 움직이니 신경이 쓰일 것이다. 운동하러 나가기가 주저 된다면, 음악을 틀어놓고 춤을 춰 보자. 춤추기는 모든 파킨슨 환자에게 추천하는 좋은 운동이다. 제멋대로 움직임이 있는 이상운동증 환자에게는 특히나 잘 어울릴 것이다. 춤을 추며 내 몸이 움직이는 자유로움을 잘 느껴 보자. 천천히 화면을 따라서 춤을 추어도 좋고, 막춤도 좋다. 정렬된 움직임에 대한 마음의 짐을 내려놓을 수 있는 아주 좋은 운동이다.

이상운동증이 있다고 운동을 제한할 필요는 없다. 아니 오히려 더 열심히 운동하자. 그리고 잘 먹어야 한다. 이상운동증이 있는 상태에서는 에너지 소모가 더 크다. 자칫 몸무게가 너무 많이 빠질 수도 있다. 물도 천천히 많이 마시고 골고루 음식을 충분히 들자.

10.

보행장애가 있을 때의 운동

파킨슨병의 여러 증상 중에 보행장애가 있을 때를 한 번 더 살펴보고자 한다. 보행장애가 있을 때는 여러 가지 운동들이 많이 제한된다. 특히 보행장애가 있을 때는 어떻게 대처하는 게 좋을까?

먼저 '인지'를 하고 있어야 한다. 내가 체위불안정성과 보행장애가 있다는 사실을 기억해야 한다. 체위불안정성, 이름이 좀 어려우니 쉽게 '균형 감각'이라고 바꿔 말하겠다. 균형 감각이 떨어져 있고 보행장애가 생기면 특별히 조심한다. 마음은 20대 청춘처럼 어디든 한걸음에 달려가고 싶지만 성급함은 보행장애에 가장 좋지 않다. 왜냐하면, 안전사고가 날 수 있기 때문이다.

안전사고는 넘어지거나 침대나 의자에서 떨어지며 생긴다. 혹은 화장실에서 미끄러져 부딪히기도 한다. 단순히 멍들고, 작은 상처 정도면 천만다행이다. 그러나 우리 환자들은 골다공증도 많고 근육과 인대도 약하다. 넘어져 팔이나 다리 골절, 부러지기도 한다. 그리고 넘어지면서 머리를 부딪혀 외상성 뇌출혈이 생기는 경우도 있다. 실제로 요양병원이나 요양원에 입원하게 되는 가장 큰 원인 중 하나가 낙상이다. 파킨슨병이 있어도 잘 지내셨는데, 거동이 힘들어지면 시설로 많이 입소하게 된다. 부상으로 인하여 수술하게 되면, 그 또한 위험한 상황에 많이 노출되게 된다. 그러니 넘어지는 것이 시작되었다면 특별히 더 조심해야 한다는 것은, 여러 번 반복해서 강조한다.

위험한 환경을 안전하게

환자의 주위를 안전하게 만들어 주어야 한다. 바퀴 달린 의자는 위험하다. 의자에 앉을 때, 힘과 속도 균형이 잘 조절되지 않아, 의자에 '털썩' 하고 급하게 주저앉게 된다. 바퀴 의자는 바퀴가 움직여 의자에 앉다가 밀려 떨어질 수 있다. 모든 의자는 약간 무거워서 앉고 일어설 때 움직이지 않는 것으로 바꿔 주자. 그리고 자주 다니는 경로는, 미끄럽지 않아야 하며, 발에 걸리적거리는 것이 없어야 한다. 턱이 있다면, 색깔 테이프로 턱을 잘 보이도록 해 준다. 넘어짐이 심할 때에는 벽에 안전바를 설치하여 잡고 이동할 수 있도록 해 준다. 바닥은 넘어졌을 때 충격이 덜할 수 있는 바닥재를 선택한다. 특히 화장실에서 넘어지는 경우가 많으니, 변기에 앉고 일어설 때 잡을 수 있는 안전바를 설치해 둔다. 아이들 집에 가구 모서리마다 안전 스펀지를 붙이듯이,

우리 환자들 집에도 넘어져서 부딪힐 가능성이 있는 곳을 한번 점검
해 두자.

"약은 없나요?"

안타깝게도 체위불안정성과 보행장애를 획기적으로 좋아지게 할
수 있는 약은 없다. 그런데 레보도파 약의 용량이 적은 경우에 균형과
보행이 더 심해지기도 한다. 말기 파킨슨병에서는 약효가 갑자기 없
어지는 '오프'현상이 보일 수 있는데, 이러한 오프 현상이 보행 동결로
나타나기도 한다. 전반적으로 약 기운이 적을 때는, 균형 잡기도 어렵
고 걸음걸이도 영 시원찮을 수 있다. 그래서 균형 잡는 것과 걸음이
더 어려워진다면 적절한 수준까지 파킨슨 약물 중 도파민 계열을 늘
려 보는 것이 필요하다. 하지만 도파민 약물을 충분히 증량했음에도
증상들이 좋아지지 않는다면, 그 이상 약을 늘리는 것은 큰 의미는 없
을 듯하다.

"수술하면 좋아질까요?"

수술적 치료에서도 언급되었지만, 이 증상 역시 뇌심부자극술
(DBS) 수술에는 큰 효과가 없는 것으로 보인다. 그러니, 다른 증상들
보다 자세불안정성과 걸음 증상이 심한 경우라면 DBS 수술에 적합하
지는 않다. 최근에는 기존의 수술 부위와 다른 부위들을 실험적으로
시도하면서 체위불안정성이 좋아진 예들이 보고되고 있다. 조만간

좋은 결과가 있기를 기대한다.

"어떤 운동을 해야 할까요?"

걸을 때 갑자기 정지하여 얼음이 언 듯 움직이지 못하는 증상을 동결 현상이라고 한다. 동결 현상이 있는 환자들은 여러 암시(cue)와 트릭(trick)으로 동결 현상을 극복하기도 한다. 걸을 때 큰 소리로 '하나, 둘, 하나, 둘' 혹은 '오른발, 왼발'처럼 구령을 붙여 주면서 걸어 보자. 걸을 때 음악이나 메트로놈 소리와 함께 걷기도 한다. 보도블록의 패턴을 이용하여, 한 걸음 한 걸음 나가는 연습도 해 본다. 지팡이를 가지고 있다면, 지팡이를 내디딜 발끝을 가리켜 진행하게 한다. 여러 가지의 트릭들은 걸음을 연속적으로 걸을 수 있게 도와준다.

넘어지기 시작하면 위험하니 조심해야 한다는 내용을 강조하다 보면, 항상 이런 질문을 받게 된다. 그러면 운동을 하지 않고 그냥 누워 있는 것이 나을까? 당연히 그렇지 않다. 어떠한 방식으로든 계속 운동해야 한다. 다만 안전하게 해야 한다. 보조도구, 도움을 주는 사람과 함께하면 좋겠다. 보호장구를 착용하고 로봇 치료를 하기도 한다. 우리의 근육과 관절이 움직일 수 있는 상태를 항상 기억할 수 있도록 도와준다.

11.

또 다른 동반자, 보호자의 역할

보호자 이야기

"저의 남편은 2년 전에 파킨슨병을 진단받았습니다."

"진단받기 전에도 여러 증상으로 힘들었지만, 막상 진단을 받고 난 후의 2년은 정말 많이 힘들었습니다. 물론 환자 당사자가 가장 큰 충격이었겠죠. 그런데 보호자로서 환자를 어떻게 도와주어야 할지 모르겠습니다."

"내가 잘못하고 있어서 환자가 더 나빠지는 것은 아닌지 걱정이 됩니다."

파킨슨병은 그 병명만으로도 참 큰 충격이다. 병은 이전부터 서서히 시작되었다. 증상이 도드라지던 어느 시점에서 단지 의사로부터 "파킨슨병"이라는 이야기를 들었을 뿐이다. 파킨슨이라는 이름에 대한 심리적 부담이 정말 크다. 나의 몸은 진단을 듣기 하루 전과 그리 다르지 않은데, 내 마음은 깊은 수렁에 빠진 듯 힘이 든다. 이것은 비단 예민하고 연약한 몇몇 분들의 이야기가 아니다. 대부분의 환자들이 겪는 과정이다. 파킨슨병 이전과 이후의 삶이 확연히 달라지는 것은, 내 몸이 확 나빠져서가 아니라 내 마음에 파킨슨병이라는 이름의 돌덩이가 짓누르기 시작하면서부터이다.

 이러한 심리적 부담은 환자의 보호자도 예외가 아니다. 보호자도 충격을 받는다. 특히나 내가 믿고 의지했던 사람이 병에 걸린 상황이라면 환자보다 더 절망적으로 느끼기도 한다. 파킨슨병 환자의 보호자로서 책임감까지 더해진다. 환자 당사자만큼 큰 무게감이 있는 자리가 바로 보호자이다. 파킨슨병에서 보호자는 어떤 의미일까?

 첫 번째, 보호자는 파킨슨병의 '동반자'이다.
 보호자보다는 동반자가 더 어울리는 이름이다. 동반자는 진단 전부터 함께했고, 진단과 치료를 받는 과정에 늘 옆에 있다. 환자의 감정을 가장 먼저 공유하고, 힘든 증상을 옆에서 같이 느낀다. 파킨슨병의 길을 함께 걸어가는 동반자이다. 그 길이 그리 평탄치는 않을 것이다. 널찍한 대로를 걸을 땐 지낼 만하다가도, 자갈밭이 나와 넘어지기도 한다. 막다른 길에서 낭떠러지로 떨어질 것 같기도 하다가도 이내 우리 앞에 새로운 길이 나타나기도 한다.

보호자로서 책임감이 매우 클 것이다. 그런데 처음부터 끝까지 환자를 업고 가지 않아도 된다. 넘어질 때 일으켜 주고, 바른길이 무엇일지 상의하며 나아가는 동반자이니까, 처음부터 모든 의식주를 책임지고 업고 가야 하는 보호자의 역할은 조금 내려놓아 보자. 동반자에게 가장 중요한 것은, 함께 있어 주고 그 길을 함께 가는 것이다. 그것만으로도 참 훌륭한 동반자이다.

두 번째, 파킨슨병에 대하여 잘 알아야 한다.

환자의 증상과 치료의 과정 중에는 의사결정을 해야 할 순간들이 참 많다. 환자 혼자 결정할 수 없는 상황들이 분명히 생길 것이다. 그럴 때 파킨슨병에 대하여 지식적으로 잘 이해하고 있으면 좋겠다. 그리고 환자의 증상과 변화를 일상생활을 공유하며 잘 관찰하고 파악해 본다. 진료 시 의사와의 소통에 보호자의 시선이 큰 도움이 된다.

요즘은 공부할 조건이 너무도 좋다. 정보가 참 많다. 사실, 너무 많은 정보들이 쏟아지다 보니, 취할 것과 버려야 할 것이 혼동된다. 편향된 정보에 집착하는 경우는 피하는 것이 좋다. 파킨슨병에 관한 공부는 중요하지만, 되도록 의학의 큰 중심 줄기를 잘 잡고 입증된 기본 책이나 사이트를 이용할 것을 권유드린다. 그럴 때 환자와 함께하는 항해에서 중심 키 잡기가 가능할 것이다.

세 번째, 보호자도 도움이 필요하다.

많은 경우에, 보호자는 대부분 가장 가까운 가족이다. 환자의 감정은 고스란히 가장 가까운 가족에게 투사되기 마련이다. 내 몸이 힘들어질 때, 내가 우울해질 때 환자는 보호자들에게 짜증과 화를 내기도 하고 들들 볶기도 한다. 사람이 연약해지면, 누군가에게 그 탓을 전가하고 싶은데 가장 쉬운 대상이 내 옆에 있는 가족이 되곤 한다. '환자 본인은 얼마나 힘들까, 내가 참아야지, 이해해야지' 생각할 것이다. 그런데 머리로는 이해가 되지만 마음은 화병이 날 것 같다. 참다 참다 환자에게 버럭 소리 지르고 나서야, '아이고 내가 환자를 이해하지 못하고 왜 이랬나' 죄책감까지 더해지기도 한다.

나는 의사로서 환자가 제일 중요하지만, 보호자 역시 참 소중하다. 보호자도 연약한 인간이다. 보호받아야 하며 도움이 필요하다. 24시간 365일 환자만 생각하고, 환자 중심으로 살아간다면 쉽사리 지치게 된다. 화병, 우울증, 수면장애, 불안증으로 힘들어하는 보호자들을 만나는 경우가 많다. 'ㅇㅇ 환자의 보호자'라는 역할도 있지만, 내 이름의 삶도 귀하고 소중하다. 나만의 공간에서 나만의 시간을 보내며, 스스로의 삶이 꼭 있어야 한다. 정신적으로 힘들 때는 적극적으로 치료받아야 한다. 주위에 나를 도와줄 수 있는 사람들의 관계를 만들어 보자. 환자의 보호자라는 책임감, 부족하기만 한 나에 대한 죄책감, 어려운 상황에 대한 우울함을 조금 내려놓자. 당신이 모든 것을 책임져

줄 수 없으며 해결해 줄 수도 없다. 동반자로 묵묵히 그 길을 함께 한다는 것 자체가 이미 훌륭한 역할이다.

"보호자의 몸과 마음을 건강하게 지키세요. 그것이 환자를 위한 길이기도 하니까요."

파킨슨병은 서서히 진행하는 병이다. 자꾸만 내 증상이 좋아지지 않는 것 같을 때, 너무도 괴롭다. 작년에는 잘 걸었는데, 올해는 걸을 때 다리가 무거워지니 가슴이 덜컥 내려앉는다. 결국은 나도 TV에서 보던 말기 파킨슨병 환자가 되겠거니 생각하니 참 슬프고 아무런 의욕이 나지 않을 수도 있다.

파킨슨병을 잠시 내려놓고 눈을 들어 보자. 세상의 생명체들은 모두 다 같은 길을 간다. 한껏 흐드러지게 핀 꽃도, 우람하게 우뚝 솟은 떡갈나무도, 세상을 호령하며 포효하는 백두산 호랑이도, 자연의 섭리에 점차 사그라들 것이다. 파킨슨병은 노화로 겪게 되는 현상이 조금 더 잰걸음으로 오는 병이다. 누구나 겪는 것을 조금 빨리 경험하는 것일 뿐이다.

우리의 미래는 한 치 앞도 알 수 없지만, 오늘은 내게 주어졌으니 오늘 하루에 가장 큰 미소를 지어 보면 좋겠다. 나를 다독여서 무기력하고 우울한 정서에서 한번 일으켜 세워 보자. 내가 할 수 없는 많은 것들에 집중하지 말고 내가 할 수 있는 운동과 동작들을 충분히 누려

본다. 나의 작은 발걸음과, 가장 큰 웃음과 함께 말이다. 파킨슨 씨,
우리 함께 걸어요.

The End

참고문헌

Part 1

LEWIS, C. H. E. R. R. Y. (2018). Enlightened mr. Parkinson: The Pioneering Life of a forgotten English surgeon. Amazon. Retrieved April 17, 2023, https://www.amazon.com/Enlightened-Mr-Parkinson-Pioneering-Forgotten/dp/1681774542

김지영, 김한준, 전범석 (2013). 한국인 파킨슨 환자에서 비운동증상의 빈도와 특성과 대체의학 이용 경험과의 관련성. 대한신경과학회지. 제 31권 제 1호.

Kumar, N. (2009). The Sydney Multicenter Study of Parkinson's Disease: The inevitability of dementia at 20 years. Yearbook of Neurology and Neurosurgery, 2009, 94-95.

Part 2

Caspersen, C. J., Powell, K. E., &Christenson, G. M. (1985). Physical activity, exercise, and physical fitness:definitions and distinctions for health-related research. Public Health Report, 1985, 100(2): 126-131.

Cilia, R., Akpalu, A., Sarfo, F. S., Cham, M., Amboni, M., Cereda, E., Fabbri, M., Adjei, P., Akassi, J., Bonetti, A., & Pezzoli, G. (2014). The modern pre-levodopa era of parkinson's disease: Insights into motor complications from sub-Saharan africa. Brain, 137(10), 2731-2742.

Gosvig, C. F., Kjaer, S. K., Blaakær, J., Høgdall, E., Høgdall, C., & Jensen, A.

(2015). Coffee, tea, and caffeine consumption and risk of epithelial ovarian cancer and borderline ovarian tumors: Results from a Danish case-control study. Acta Oncologica, 54(8), 1144-1151.

Hernán, M. A., Takkouche, B., Caamaño-Isorna, F., & Gestal-Otero, J. J. (2002). A meta-analysis of coffee drinking, cigarette smoking, and the risk of parkinson's disease. Annals of Neurology, 52(3), 276-284.

Kumar, N. (2009). The Sydney Multicenter Study of Parkinson's Disease: The inevitability of dementia at 20 years. Yearbook of Neurology and Neurosurgery, 2009, 94-95.

LEWIS, C. H. E. R. R. Y. (2018). Enlightened mr. Parkinson: The Pioneering Life of a forgotten English surgeon. Amazon. Retrieved April 17, 2023, from https://www.amazon.com/Enlightened-Mr-Parkinson-Pioneering-Forgotten/dp/1681774542

Paul, K. C., Chuang, Y. H., Shih, I. F., Keener, A., Bordelon, Y., Bronstein, J. M., & Ritz, B. (2019). The association between lifestyle factors and parkinson's disease progression and mortality. Movement Disorders, 34(1), 58-66.

Wirdefeldt, K., Gatz, M., Pawitan, Y., & Pedersen, N. L. (2004). Risk and protective factors for parkinson's disease: A study in Swedish twins. Annals of Neurology, 57(1), 27-33.

Zhang, W., Deng, B., Xie, F., Zhou, H., Guo, J.-F., Jiang, H., Sim, A., Tang, B., & Wang, Q. (2022). Efficacy of repetitive transcranial magnetic stimulation in parkinson's disease: A systematic review and meta-analysis of Randomised Controlled Trials. EClinicalMedicine, 52, 101589.

Part 3

Amara, A. W., Chahine, L., Seedorff, N., Caspell-Garcia, C. J., Coffey, C., &

Simuni, T. (2019). Self-reported physical activity levels and clinical progression in early parkinson's disease. Parkinsonism & Related Disorders, 61, 118-125.

Amara, A. W., Wood, K. H., Joop, A., Memon, R. A., Pilkington, J., Tuggle, S. C., Reams, J., Barrett, M. J., Edwards, D. A., Weltman, A. L., Hurt, C. P., Cutter, G., & Bamman, M. M. (2020). Randomized, controlled trial of exercise on objective and subjective sleep in parkinson's disease. Movement Disorders, 35(6), 947-958.

Cohen, A. D., Tillerson, J. L., Smith, A. D., Schallert, T., & Zigmond, M. J. (2003). Neuroprotective effects of prior limb use in 6-hydroxydopamine-treated rats: Possible role of GDNF. Journal of Neurochemistry, 85(2), 299-305.

Corrigendum: Exercise builds brain health: Key roles of growth factor cascades and inflammation. (2007). Trends in Neurosciences, 30(10), 489.

da Silva, F. C., Iop, R. da, de Oliveira, L. C., Boll, A. M., de Alvarenga, J. G., Gutierres Filho, P. J., de Melo, L. M., Xavier, A. J., & da Silva, R. (2018). Effects of physical exercise programs on cognitive function in parkinson's disease patients: A systematic review of randomized controlled trials of the last 10 years. PLOS ONE, 13(2).

Fox, C., Ramig, L., Ciucci, M., Sapir, S., McFarland, D., & Farley, B. (2006). The science and practice of LSVT/Loud: Neural plasticity-principled approach to treating individuals with parkinson disease and other neurological disorders. Seminars in Speech and Language, 27(4), 283-299.

Hallal, P. C., Andersen, L. B., Bull, F. C., Guthold, R., Haskell, W., & Ekelund, U. (2012). Global physical activity levels: Surveillance progress, pitfalls, and prospects. The Lancet, 380(9838), 247-257.

Lauzé, M., Daneault, J.-F., & Duval, C. (2016). The effects of physical activity in parkinson's disease: A Review. Journal of Parkinson's Disease, 6(4), 685-698.

Lord, S., Godfrey, A., Galna, B., Mhiripiri, D., Burn, D., & Rochester, L. (2013). Ambulatory activity in Incident parkinson's: More than meets the eye? Journal of Neurology, 260(12), 2964-2972.

Martinez-Martin, P., Rodriguez-Blazquez, C., Kurtis, M. M., & Chaudhuri, K. R. (2011). The impact of non-motor symptoms on health-related quality of life of patients with parkinson's disease. Movement Disorders, 26(3), 399-406.

Monteiro-Junior, R. S., Cevada, T., Oliveira, B. R. R., Lattari, E., Portugal, E. M. M., Carvalho, A., & Deslandes, A. C. (2015). We need to move more: Neurobiological hypotheses of physical exercise as a treatment for parkinson's disease. Medical Hypotheses, 85(5), 537-541.

Oguh, O., Eisenstein, A., Kwasny, M., & Simuni, T. (2014). Back to the basics: Regular exercise matters in parkinson's disease: Results from the National Parkinson Foundation QII Registry Study. Parkinsonism & Related Disorders, 20(11), 1221-1225.

The study that could change everything. Home | Parkinson's Progression Markers Initiative. (n.d.). Retrieved April 17, 2023, from https://www.ppmi-info.org/

Sutoo, D., & Akiyama, K. (2003). Regulation of brain function by exercise. Neurobiology of Disease, 13(1), 1-14.

Tillerson, J. L., Caudle, W. M., Reverón, M. E., & Miller, G. W. (2003). Exercise induces behavioral recovery and attenuates neurochemical deficits in rodent models of parkinson's disease. Neuroscience, 119(3), 899-911.

Tillerson, J. L., Cohen, A. D., Philhower, J., Miller, G. W., Zigmond, M. J., & Schallert, T. (2001). Forced limb-use effects on the behavioral and neurochemical effects of 6-hydroxydopamine. The Journal of

Neuroscience, 21(12), 4427-4435.

Tomlinson, C. L., Patel, S., Meek, C., Herd, C. P., Clarke, C. E., Stowe, R.,
Shah, L., Sackley, C. M., Deane, K. H. O., Wheatley, K., & Ives, N.
(2013). Physiotherapy versus placebo or no intervention in parkinson's
disease. Cochrane Database of Systematic Reviews.

Xu, Q., Park, Y., Huang, X., Hollenbeck, A., Blair, A., Schatzkin, A., & Chen,
H. (2010). Physical activities and future risk of parkinson disease.
Neurology, 75(4), 341-348.

Yang, F., Trolle Lagerros, Y., Bellocco, R., Adami, H.-O., Fang, F., Pedersen,
N. L., & Wirdefeldt, K. (2014). Physical activity and risk of parkinson's
disease in the Swedish National March cohort. Brain, 138(2), 269-275.

파킨슨 씨,
우리 함께 걸어요

ⓒ 김지선, 2023

초판 1쇄 발행 2023년 7월 24일
　　2쇄 발행 2023년 9월 20일

지은이　　김지선
펴낸이　　이기봉
편집　　　좋은땅 편집팀
펴낸곳　　도서출판 좋은땅
주소　　　서울특별시 마포구 양화로12길 26 지월드빌딩 (서교동 395-7)
전화　　　02)374-8616~7
팩스　　　02)374-8614
이메일　　gworldbook@naver.com
홈페이지　www.g-world.co.kr

ISBN　979-11-388-2124-7 (03510)